理学療法士がすすめる

ウェルエク

Exercise for Wellness

ウェルネスのためのエクササイズ

究極これだけやれば！身体（カラダ）万全

堀川ゆき
Yuki Horikawa

評言社

はじめに

皆さんは今まで自分の「姿勢」を意識したことはありますか？「歩き方」を気にしたことはありますか？健康のために何か身体を動かしていますか？

私は今、理学療法士として大学病院などで患者さんを対象に、痛みや障害の回復を手伝うリハビリテーションを行っています。そしてその一方で、ヨガやピラティスインストラクターとして健康維持などを目的としたレッスンを提供しています。

病院で患者さんのリハビリをしていて、そしてヨガやピラティスのクラスで生徒さんを見ていて日々感じることは、今まで自分の「姿勢」に関心を持ってこなかった人があまりにも多いということです。

「姿勢」は、幼い頃誰かに教わったわけでもなく、人それぞれが大人になるにつれて自然と身についてきたものです。その「姿勢」が、将来の身体の不調や病気の原因になるとは思っていない人がほとんどなのではないでしょうか？

「もし自分の姿勢を知って、歩き方や身体の動かし方を正確に行っていれば、こんなけがや障害を起こさずに済んだのに…」と思わずにはいられません。

現在私は医学部の大学院生でもあります。大学院では、予防医療の研究に携わっています。予防医療とは、何か症状が出てから治療するのではなく、症状が出る前に生活習慣を見直して健康な状態を保とうとすることです。

私は、小学校に入学してすぐの一年生の体育の初回の授業で「姿勢」と歩き方の指導を義務化すべきだと思っています。それくらい「姿勢」というものは一人ひとりの生涯において大切なものなのです。

日々歩いたり運動することが身体にとって重要だということは、皆さんはもう十分理解しています。しかしながら、身体を動かす前にまず何よりも「姿勢」が大切であるということ。そして具体的に一体どんな運動が身体には必要なのかをきちんとこの本のなかでお伝えします。

最近は、必要な情報が手軽に得られる便利な世の中になりました。ただ残念ながら、誤った情報も混在しているのが現状です。そして私たちの身体というものは、ただやみくもに動かせばいいわけではありません。身体の動かし方にはきちんとしたルールがあります。また、たくさんの運動種目を数こなせば良いわけでもありません。本当に身体にとって必要な最低限の運動だけをやれば十分なのです。

この本を身体の「取扱説明書」だと思い、一度初心に返って参考にしてみてください。これだけはやってほしい！というものだけを厳選して紹介しています。

私は、この本が皆さんにとって一つのきっかけになれば良いなと思っています。運動しなきゃいけないということはわかってはいるけれど、「何から始めれば良いかわからない」「忙しくて運動する時間がない」「運動は苦手」「動くとここが痛む」という患者さんや生徒さんが本当にたくさんいらっしゃいます。そんな人達が楽しく気軽に、そして安全に身体を動かすことにチャレンジしていけるような窓口になりたいのです。

子どもの頃に正しい「姿勢」や歩き方を指導されていたら……。20〜30歳代で自分の「姿勢」や歩き方のクセに気付き、それを直す努力をしていたら……。40〜50代で痛みや不調を治す正しい方法を知っていたら……。

今からでも決して遅くはありません。この本で正しい「姿勢」や歩き方、そして身体にとって本当に必要な運動を知って、今日から改めて自分自身の健康を重視した人生のスタートを切ってもらえたら幸いです。

では早速始めていきましょう！

堀川　ゆき

CONTENTS

CHAPTER 2

忙しくても、これだけは！ 6つのBASIC（ベーシック）ウェルエク

CHAPTER 3

[お悩み別]ウェルエク10

CHAPTER

1

意外と知らないカラダの基本の「キ」

01 正しい「姿勢」とは

「姿勢」を意識したことはありますか？

皆さんは、今まで自分の「姿勢」を意識したことはありますか？
「姿勢に始まり姿勢に終わる」という言葉がある通り、姿勢こそがすべての基本です。悪い姿勢といえば、まず猫背をイメージしやすいですが、他にも腰を反りすぎていたり、胸を張りすぎていたり、一見良さそうに見えるようでも実は悪い姿勢の可能性があります。
そして今のその姿勢が、将来的に身体の不調や病気の原因になるかも……と考えたことはありますか？

今症状のない健康な人も、必ずしも姿勢が正しいとは限りません。将来症状があらわれそうな要素を持っている人が多いのが現実です。

私は理学療法士で身体の専門家なので、人の身体を見ればある程度姿勢のクセはわかります。

一般的にはまず、専門家に姿勢を見てもらうことがオススメですが、誰かとペアを組んで、お互いにチェックするのも良いでしょう。

例えば、日常生活でとりがちな姿勢や、仕事の時の主な姿勢、長年続けてきたスポーツの動きの特性などどうでしたか？数十年間の自分の生活の中でできた上がったクセなので、自分のことを一つひとつ振り返ってみると気付きやすいでしょう。

痛みや不調や疾患（下枠内参照）の多くは、姿勢を含めた一人ひとりの生活習慣からきていることが多いです。

違和感程度のマイナーな痛みや、小さな不調のうちに早く気付いて、自分で自分の身体をメンテナンスして対処できるようになるのが理想的ですよね。

運動機能低下をきたす11の疾患

❶脊椎圧迫骨折および各種脊柱変形（亀背、高度腰椎後彎・側彎など）
❷下肢骨折（大腿骨頚部骨折など）
❸骨粗しょう症
❹変形性関節症（股関節、膝関節など）
❺腰部脊柱管狭窄症
❻脊髄障害（頚部脊髄症、脊髄損傷など）
❼神経・筋疾患
❽関節リウマチおよび各種関節炎
❾下肢切断後
❿長期臥床後の運動器廃用
⓫高頻度転倒者

健康長寿ネット「高齢者の運動機能向上」より引用

正しい「姿勢」による効果

最初に書いたように、すべての運動は姿勢に始まり、姿勢に終わります。正しい姿勢をとることができて初めて、正しく歩くことができます。そして正しく走ることができます。

そしてさらに体幹や四肢をダイナミックに動かすスポーツ動作につながる、と私は考えています。

なぜ姿勢が重要なのかは、医学的にも説明されています。

姿勢が良いと筋肉や骨格を最適な状態に保つことができ、内臓も本来あるべき位置に整います。それによって内臓も正常に機能しやすくなり、呼吸・消化・排泄などの大切な機能がよりスムーズに働きます。血液の循環も良くなり、自律神経・中枢神経の働きが活性化し、要するに身体の最もベースとなる機能が整うわけです。

また、姿勢が良いと重心が安定します。すると重力の影響を最小限にして立つことができ、姿勢を保持するために必要な筋活動やエネルギー消費が、最小になるという特徴があります。それにより関節にかかるストレスが軽減でき、関節を動かせる範囲も広がります。

ためしに、猫背でバンザイした時と、姿勢を正してバンザイした時とを比べてみてください。腕の上げやすさや可動範囲が全然違うのは、一目瞭然ですよね。

このように、姿勢が正しいと関節や筋肉にも負担をかけないので、代表的な症状である腰痛や肩こり、けがも予防できます。

運動能力においても、無理や無駄のないパワーの伝達が全身に効率良く行き届くので、思い通りのパフォーマンスにつながります。なかなかスポーツの結果が出ない人や、けがをしやすかったりする人も、姿勢を見直すことで効果があらわれるでしょう。

心と姿勢との関連も研究が進んでいて、猫背よりも背筋をピンと伸ばしたほうが、喜び、幸福感、自信といった感情が優位になるそうです。

そのほか、「疲れやすい」「二重顎やお腹ぽっこりなど、体型が崩れてきた」「左右のアンバランスを感じる」「老けて見える」「気分が沈みがち」といった悩みも、姿勢を正すことで改善することが報告されています。

正しい「姿勢」を知っていますか?

患者さんや生徒さんに、「普段のラクな姿勢をとってみてください」というと、大抵の方が少し背中を丸めた猫背の前傾姿勢をとります。それがほとんどの人にとってのラクな姿勢に違いないので、それは良しとしましょう。

しかし、「そこから次に、良い姿勢をとってみてください」と促すと、どうでしょう? ほとんどの人が、胸を極端に張ったり、腰を反らせすぎたり、肩をすくめて力を入れたり、アゴを上げたり、全身にグッと力を込めたりするのです。

これは正しい姿勢を勘違いしている、もしくは正しい姿勢というものを、そもそも知らない証拠です。

多くの人が正しい姿勢を理解していないこと、これは私が患者さんを担当し始めたころに最も驚いたことの一つでした。

とはいえ、理学療法士など身体の専門家ですら、あまり大きな声では言えませんが、姿勢の悪い人を時々見かけますし、その人達が正しい姿勢を知らない場合や、そもそも姿勢が重要だと考えていない場合も残念ながらあります。
そして私自身も、ラクしたい人間です。悪い姿勢とわかっていても、ついつい良い姿勢をとる努力を怠る時が、無きにしも非ずです。

でも、正しい姿勢を「知っている」こと自体に価値があるのです。

正しい姿勢には、次の5つの視点があります。

❶力学的視点　　：**力学的に安定していること**
❷生理学的視点　：**生理的に疲労しにくいこと**
❸心理学的視点　：**心理的に安定していること**
❹作業能率的視点：**作業効率が良いこと**
❺美学的視点　　：**視覚的に美しいこと**

これが満たされているかどうかで見るといいでしょう。

背骨はまっすぐではない

正しい姿勢を保つうえで重要な部位となる「背骨」は、私たちの身体の軸であり幹となります。24個の椎骨と、仙骨と尾骨とで成り立っています。

「背骨をまっすぐ伸ばして」とヨガやピラティスのレッスン中に言われることがあるかもしれませんが、本来背骨は決してまっすぐではありません。

正面から見るとたしかにまっすぐですが、身体の横から見ると、クネクネとカーブを描いているのが正常です。

横から見た時に、頸椎（7個）は前弯、胸椎（12個）は後弯、腰椎（5個）は前弯、仙骨（1個）と尾骨（1個）とを合わせた仙尾椎は後弯、のS字カーブを描いていることが理想です。

これを「生理的弯曲（せいりてきわんきょく）」といいます。

背骨は身体の芯となる部分で、このカーブはとても大切です。

このS字カーブがバネの役割を、さらに（椎骨と椎骨の間にある）椎間板がクッションの役割を担い、衝撃を吸収しています。衝撃とは、自分自身の体重という衝撃と、床から跳ね返ってくる衝撃のことです。この二つの衝撃のぶつかり合いをうまく分散させてくれているのが、背骨の生理的弯曲なのです。

背骨のＳ字カーブ

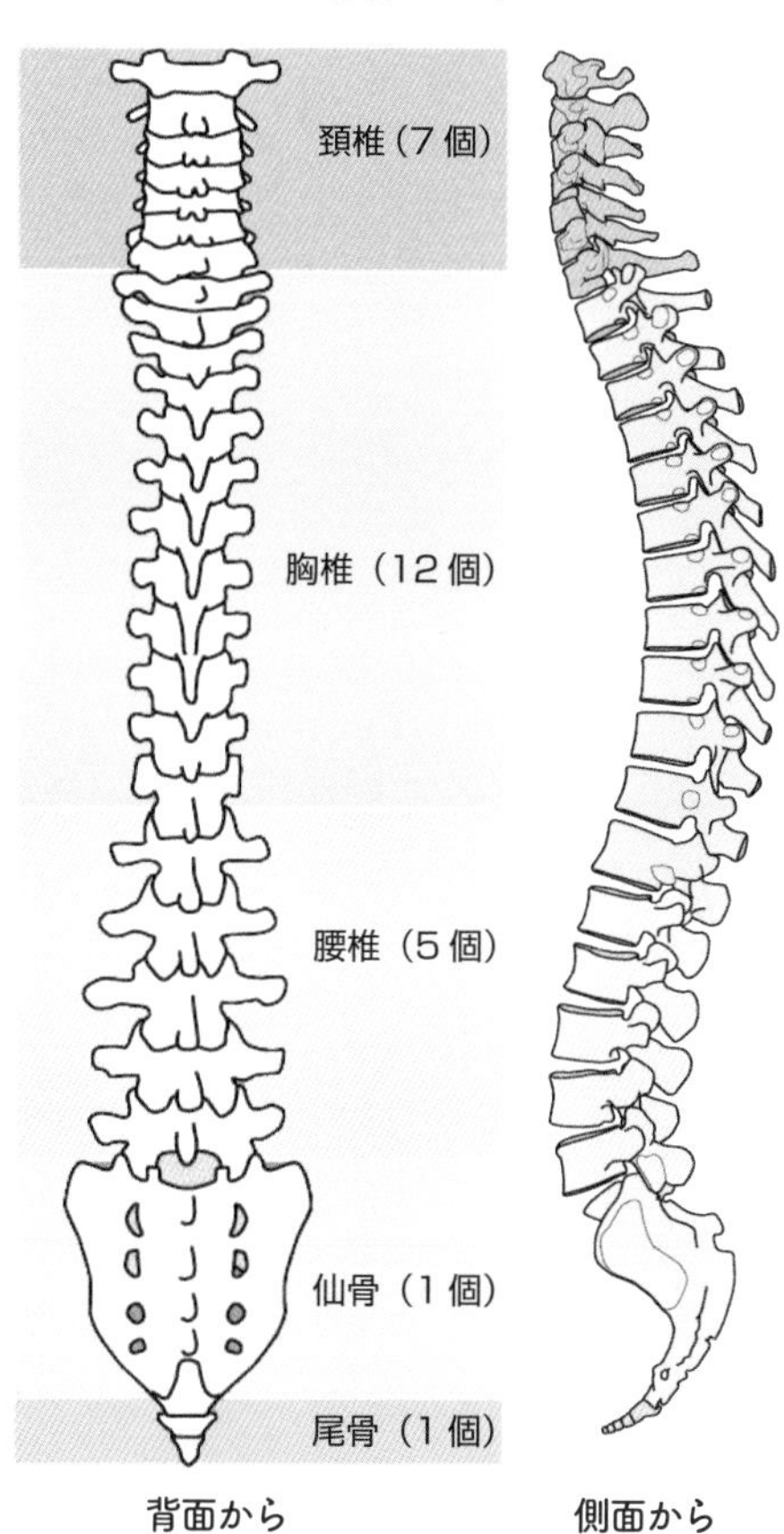

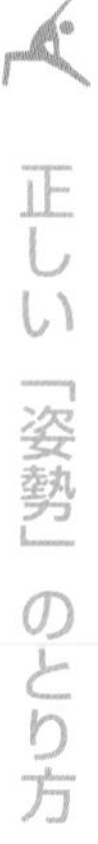

正しい「姿勢」のとり方

では早速、具体的に正しい姿勢のとり方についてお話していきます。

全部で6つのチャレンジがあるので、実際に姿勢をチェックしてみてください。

1 壁を使って正しい「姿勢」を体感

両かかとを壁から3センチ程離して立ち、

1　仙骨の後面
2　肩甲骨の後面
3　後頭部

の3点を壁に付け、この3点すべてが壁に触れている状態が正常です。

これ以外、壁に触れる部位はありません。

この時に、両肩の先端を無理矢理壁に付けようとしないでください。肩甲骨は、壁から約35度離れているのが自然です。

後頭部が壁に付かない、または付きにくい人は、顔が前に突出している姿勢の可能性が高いです。「スマホ首」などといわれたりもしますが、最近急増中です。

肩甲骨の後面が壁につかない、または付きにくい人は、胸を張りすぎていたり、肩甲骨の位置がずれていたり、胸椎の自然なカーブが消失している可能性が高いです。

仙骨が壁に付かない、または付きにくい人は、骨盤を前に突出させている「骨性支持」姿勢の可能性が高いです。

P24 CHAPTER1 ④骨ではなく「筋肉」で立つ

さらに、手のひらを腰と壁との隙間に滑らせて入れた際に、途中で手が突っかかって通らないくらいの幅が理想です。隙間が広すぎる場合は反り腰傾向です。

自分で簡単にできる姿勢チェック法も紹介します。もしペアの人がいれば、ぜひ一緒にやってみてください。一人よりも客観的に見ることができます。

1 | 壁を使って正しい「姿勢」を体感

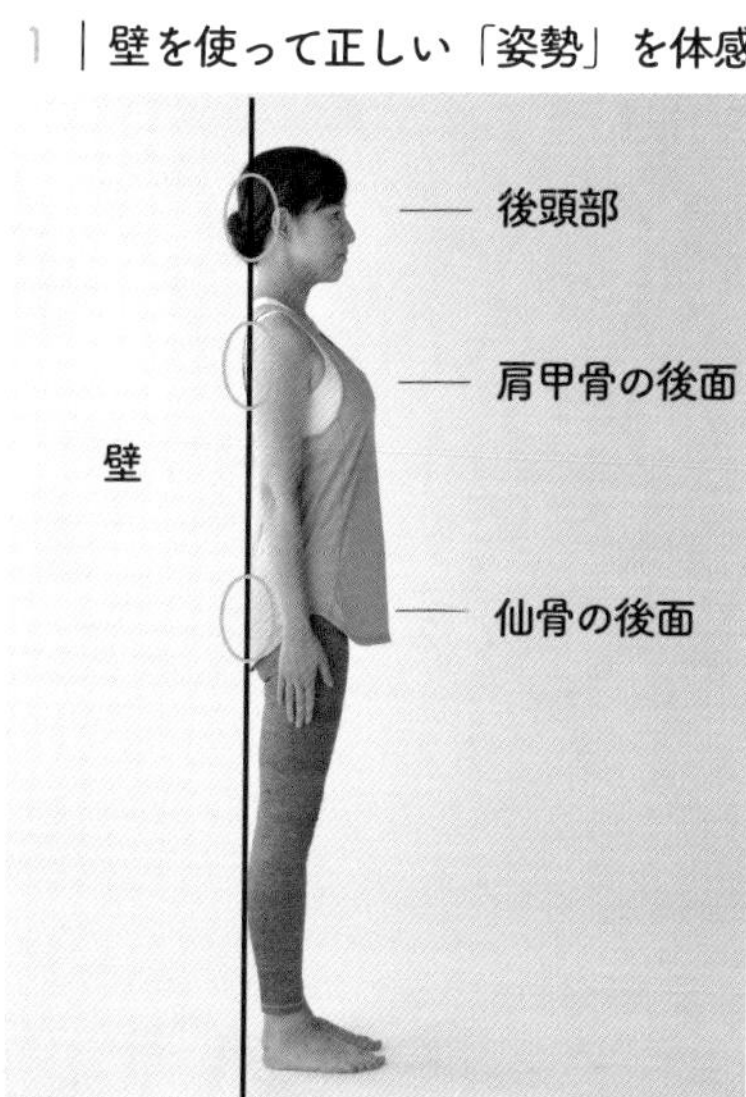

腰と壁との隙間に手のひらを入れ、途中で手が通らないくらいの幅が理想。（プチトマトがギリギリ入るくらい）

2 鏡や写真で正しい「姿勢」をチェック

Ⅰ　自分の身体の5つのポイント、耳垂（耳たぶ）・肩峰・大転子・膝関節前部・外果（外くるぶし）の前方にシールを貼ります。パートナーに頼んでも◎。

Ⅱ　全身鏡の前で立ってみましょう。写真のようにメジャー（ヨガベルト、紐などでも可）を使います。
ちょうど重心線を通るように、外くるぶしの少し前を通過させ、降りてきた位置でメジャーの下端をかかとで踏み、肩の先端までメジャーをピンと伸ばしてチェックします。

Ⅲ　シールを貼った5つのポイントが、下の写真（右）の5点を通過しているか確認。

2 ｜鏡で正しい「姿勢」をチェック

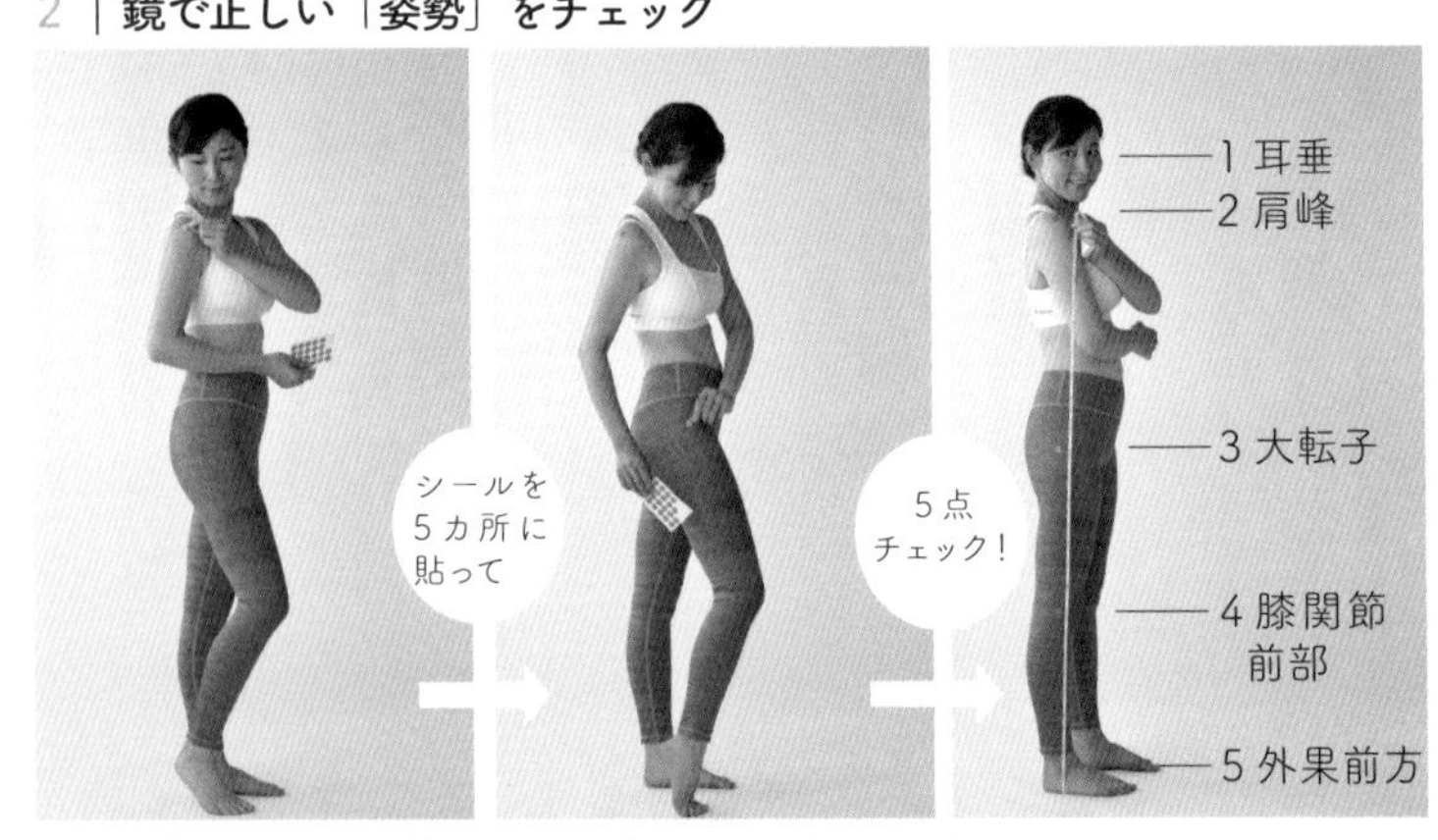

◉5ポイントに貼るシールは何でもOK！
◉自分で鏡を見ながらポイントを通過するかメジャーなどでチェック

一人で鏡を使ってチェックする場合は、鏡の方向に顔を向けるため、垂直線が通る耳たぶの位置が必ず後方にズレてしまうので、頭部（耳たぶ）を除外した４つのポイントのチェックになることを留意してください。

デスクワークやスマホの影響で、頭だけ前に突出している姿勢の人が急増しています。

ペアでチェックまたは、頭部の位置もチェックできるスマホを使った方法もオススメです。

セルフタイマーか、自分が立っている姿を横から写真で撮ってもらい、その写真に線を引くのです。

私が患者さんに姿勢を自覚してもらう時にも、よく試してみる方法です。

写真に透明の定規を当てる方法でも、チェックできます。

2 ｜写真で正しい「姿勢」をチェック

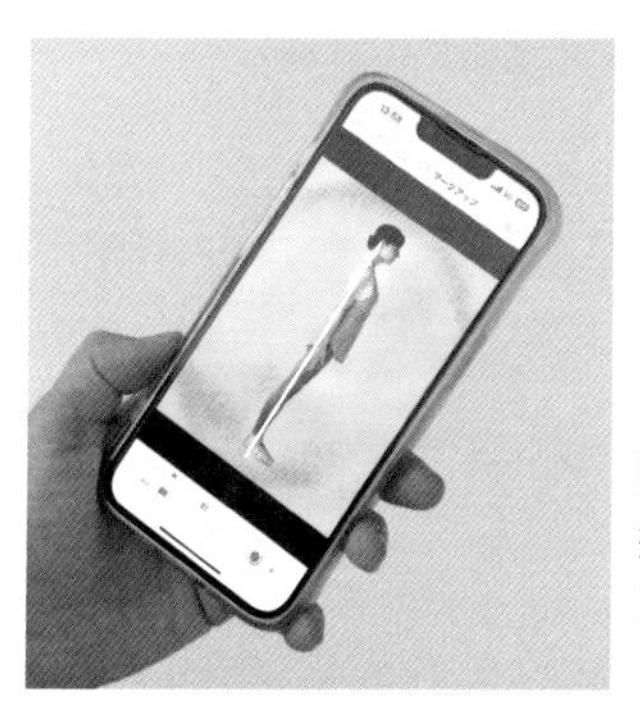

iPhoneの場合、マークアップ機能を利用。撮った写真を開いて、「編集」→「マークアップ」→「+」→「↗」の順にタップすると、自分の写真に直接ラインを描き込める。

3 「軸の伸長」を意識して立つ

3つ目のチャレンジでは、ピラティスの基本原則の一つ、重力に対して身体を上に引き上げる「軸の伸長」を体感してみましょう。

「軸の伸長」によって、身体のコアにも必要な力が自動的に入ります。

私はこの「軸の伸長」を特に重要視しており、ピラティスだけでなくヨガやリハビリ、日常生活でも「姿勢」を意識するうえで必要不可欠と考えています。

Ⅰ　まずは、立ってみましょう。

ただ、何気なく立っているだけになってはいないですか?

Ⅱ　「軸の伸長」を意識して立ってみましょう。

天井から頭頂部を糸で引っ張られているような、または背骨をいつもより10センチくらい長く上に引き上げるような感覚です。

Ⅲ　頭の上にティッシュの箱をおいてみましょう。

頭頂部で、ティッシュの箱を天井に押し上げるイメージです。頭の上にティッシュの箱を乗せることで、「軸の伸長」を保たざるを得ない状況をあえて作っています。背骨を重力に抗うように長く保ち、背骨一つひとつの隙間を広げるような感覚です。

「軸の伸長」とは、決して全力で頑張って行うものではなく、潜在している自分の中の必要最小限の力で実現可能なことです。そのうち必ず感覚がつかめてくるはずです。背骨は上から重力方向に押しつぶすような力がかかり続けると、背骨の変形や圧迫骨折が起こりやすいです。

この「軸の伸長」が、今後自分自身の背骨を長持ちさせることにもつながっていくでしょう。

軸の伸長をしながら、呼吸を続けます。伸びながら息を吸って、伸びながら息を吐きます。呼吸を何回かくり返すことで、自然とお腹が引き締まる感じがあります。

3｜「軸の伸長」を意識して立つ

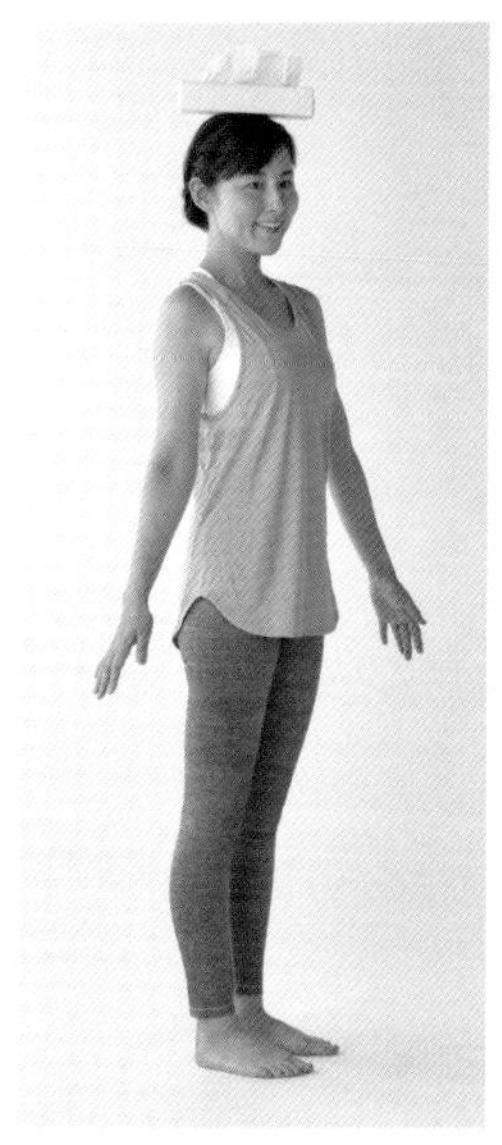

4 骨ではなく「筋肉」で立つ

４つ目のチャレンジでは、筋肉で立つということを体感します。

一度ラクに立ってみてください。

多くの人は、骨盤が前に出て腰がギュッと詰まった状態で、太ももの前側に体重が寄りかかるようなラクな姿勢になりがちです。この「休め」の姿勢がなぜラクかというと、筋肉を使っていない状態で、骨や関節をロックして立っているからです。

骨で支えて立っている状態なので、これは「骨性支持」といいます。

一方で、筋肉で支えて立っている状態を「筋性支持」といいます。若いうちは比較的「筋性支持」で立つことができていますが、加齢に伴い筋力が低下すると、どうしても「骨性支持」に移行しやすくなります。

本来私たち人間は、骨や関節ではなく筋肉で立つべきです。というのも、骨や関節は使えば使うほど年齢とともに経年劣化するものですが、筋肉は90歳や１００歳になっても鍛えられるものだからです。つまり、骨や関節よりも筋肉のほうが長持ちするのです。

また、「骨性支持」で立った場合、骨や関節に負担をかけるうえ、不良姿勢になりやすいです。

すると脊柱本来のニュートラルな状態が損なわれ、重心のかかり方が崩れて、筋肉がうまく力を発揮できなくなり、その結果体幹や四肢の痛み、あるいは故障へとつながってしまいます。

では、「筋性支持」で立つにはどうしたら良いのでしょう?

Ⅰ　まず、前方に突き出した骨盤を後方に引くように戻します。かかとの真上に骨盤を持ってくるように意識するとうまくいきます。

急にかかと重心になるので、最初はふらつくと思いますが、骨盤を後方に引いた影響で上半身は反りがちになっているので、

Ⅱ　そこから上半身を少し正面に起こして、骨盤の真上に肩、そして耳が並ぶように骨盤から上の体勢を整えていきます。

普段から「筋性支持」で姿勢を維持するよう心がけてみましょう。

4 | 骨ではなく「筋肉」で立つ

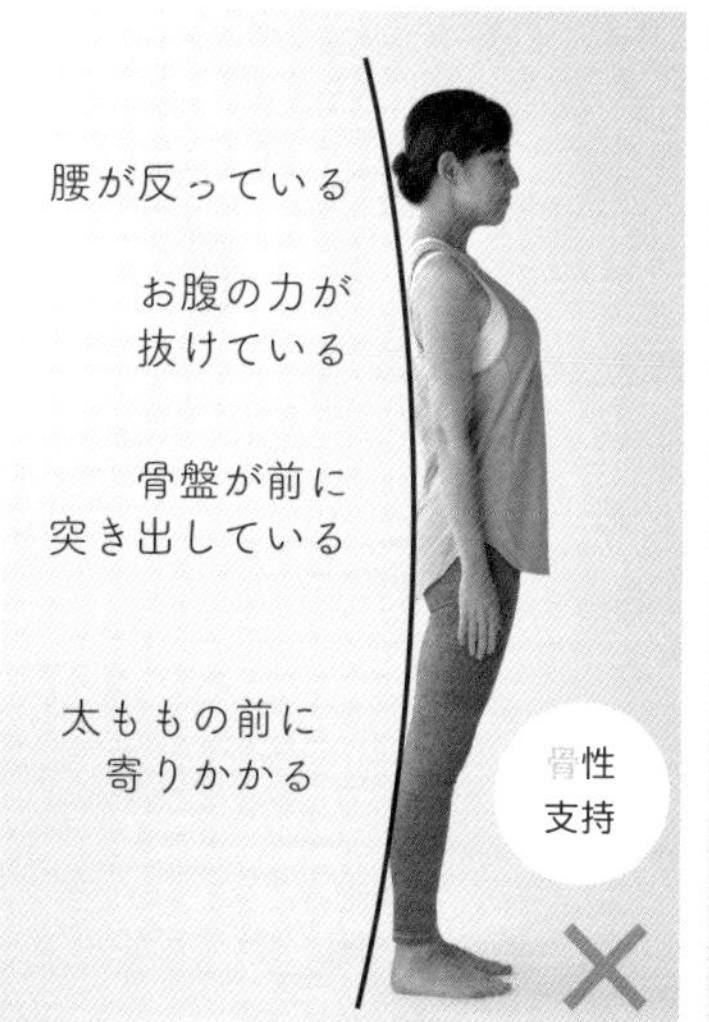

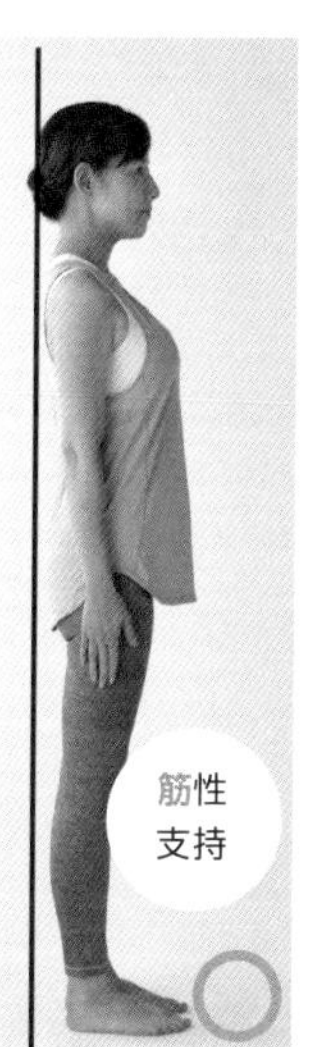

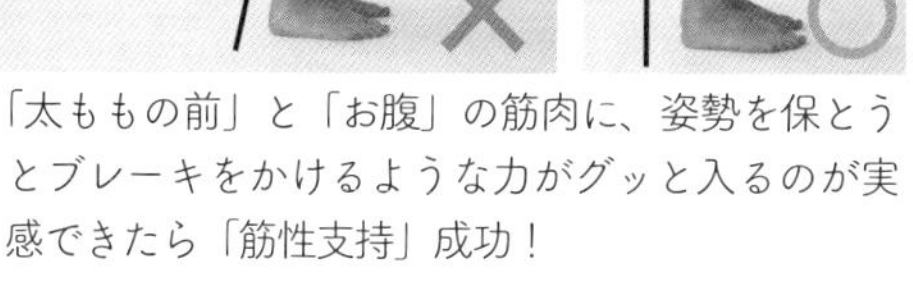
「太ももの前」と「お腹」の筋肉に、姿勢を保とうとブレーキをかけるような力がグッと入るのが実感できたら「筋性支持」成功!

5 「骨盤の三角形」を意識する

5つ目のチャレンジは、骨盤の向きを正すことです。

Ⅰ　両手を腰に当てて、左右の腰骨を触ってみましょう。骨盤の正面の出っ張った部分です。この突起を「上前腸骨棘（じょうぜんちょうこつきょく）」（ASIS）といいます。

左右のASISと恥骨とを結んだ時にできる三角形が「骨盤の三角形」です。

Ⅱ　この骨盤の三角形に手を当ててみましょう。そして、骨盤の三角形が床から垂直になるように立ちます。これが骨盤の正しい位置になります。

骨盤は背骨の土台となる部分で、木に例えると骨盤は根っこで、背骨が幹となります。骨盤の三角形の面が天井方向に向いている場合は、骨盤が過剰に後傾して腰が丸まっています。逆に骨盤の三角形が床方向に向いている場合は、骨盤が過剰に前傾して反り腰になっています。

骨盤の三角形を上向きでも下向きでもなく、床からまっすぐ垂直に保ち、骨盤を正確な位置で安定させることが正しい姿勢の秘訣です。

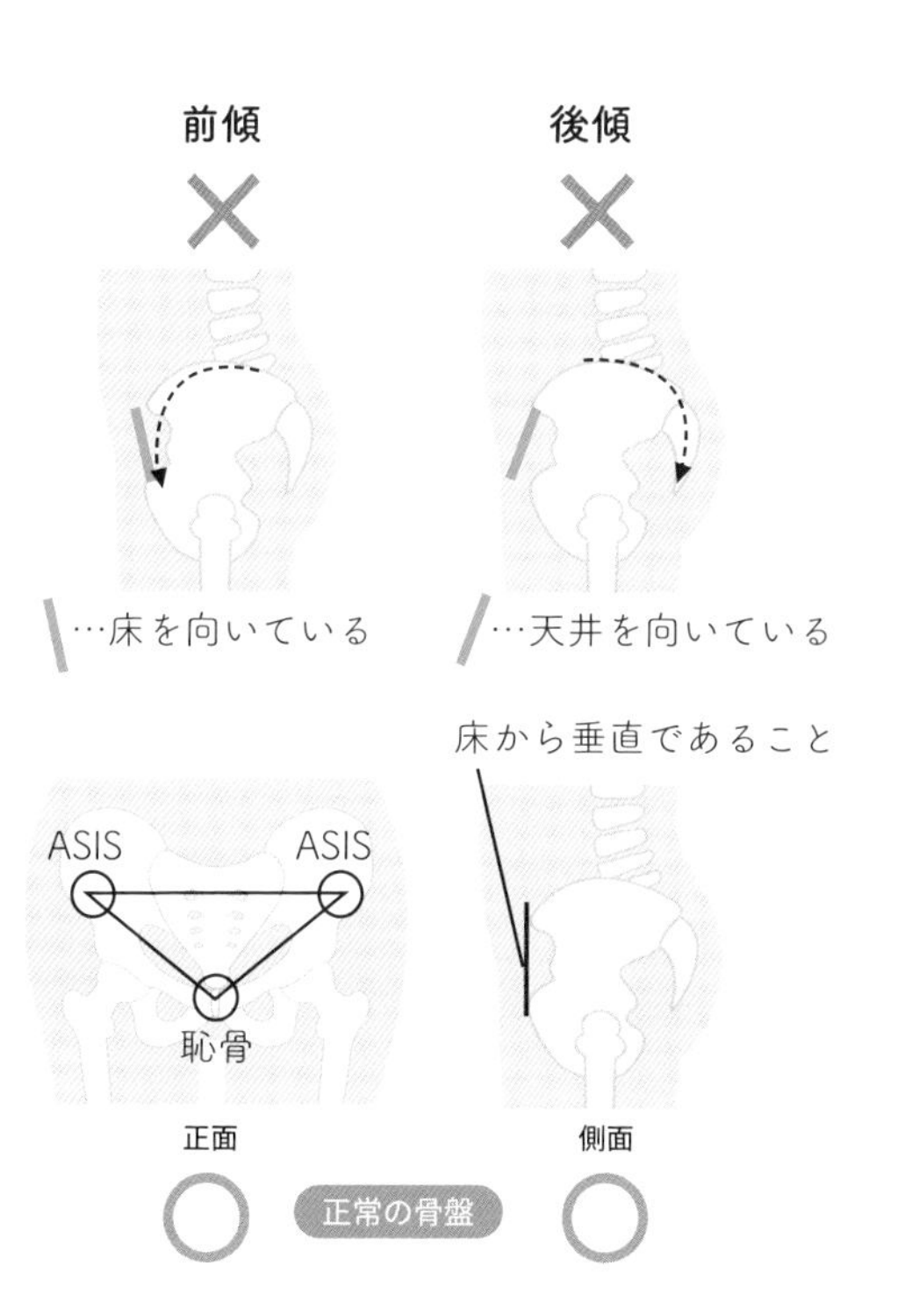

5 ｜「骨盤の三角形」を意識する

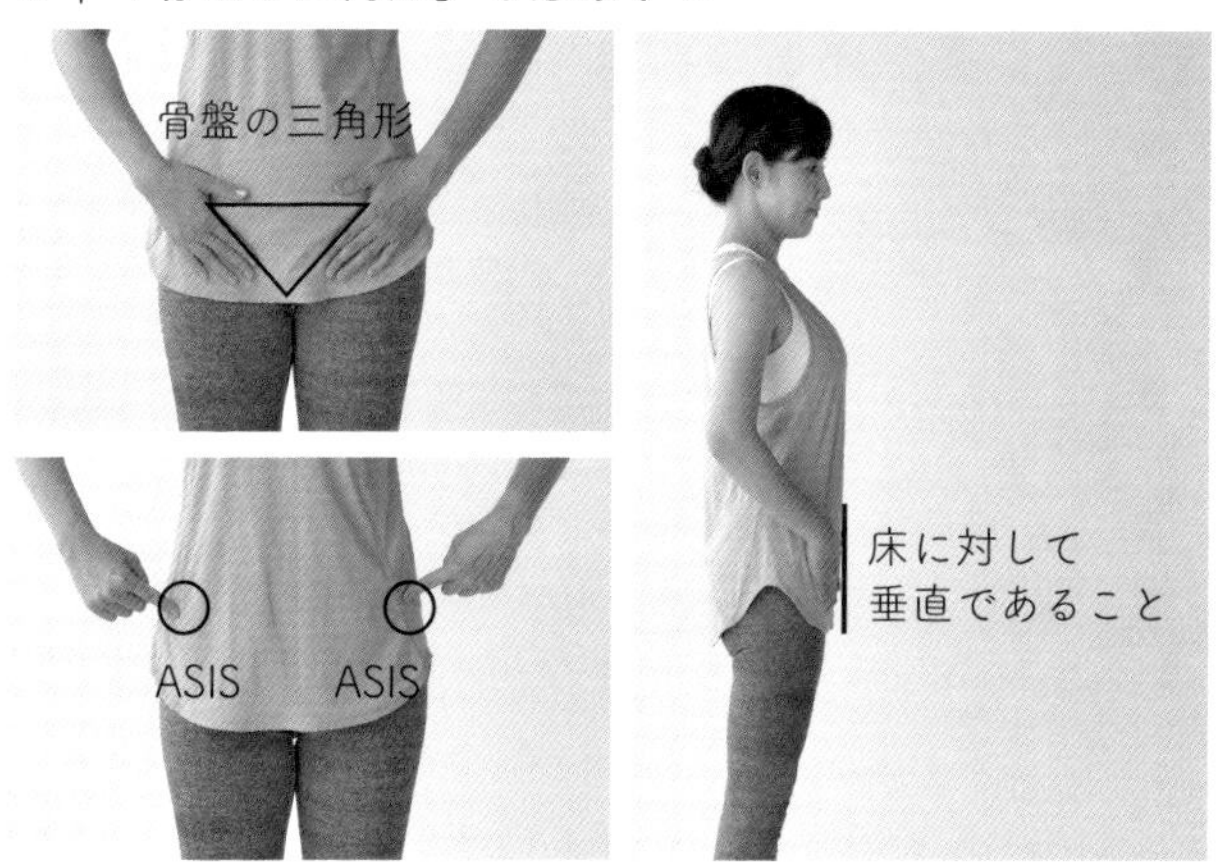

6 「ドローイン」しよう Draw in

最後6つ目のチャレンジ「ドローイン（draw in）」とは、引いて中に入れるという意味で、腹部の筋肉を収縮させて、腹圧を高める方法です。

目いっぱい全力でお腹を凹ませた時を10とした ら、立っている姿勢の時は3くらいで良いので、軽くドローインすることが正しい姿勢を保つには必須です。特におへそよりも下、下腹部を引っ込めてください。それにより、身体のコアに力が入り、関節に負担をかけず安定して立てるのです。

「ドローイン」は、エクササイズをするうえで、とても大切な呼吸法です。本書の中でもくり返しお伝えしていきますので、Draw in マークがでてきたら、このページの基本のドローインに立ち返ってください。

P76 CHAPTER2　05インナーマッスルを使おう も参照。

6｜「ドローイン」しよう

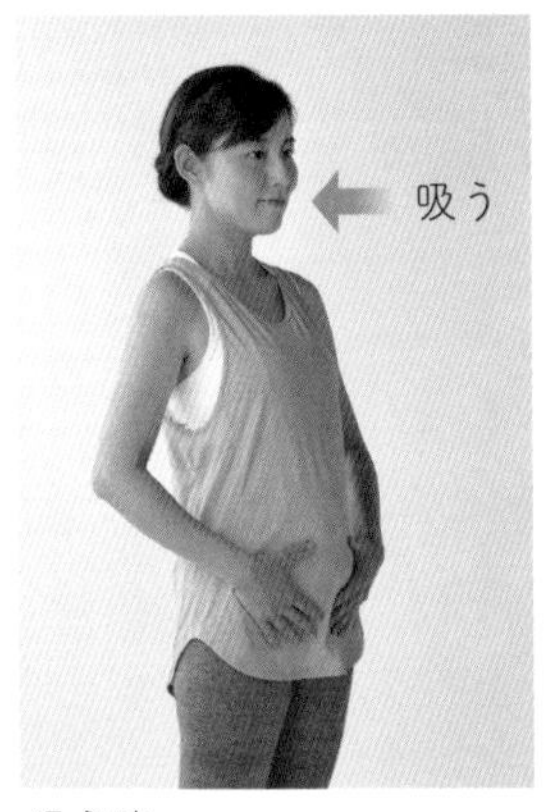

吸う時…
お腹に空気を入れるように、柔らかく膨らませる

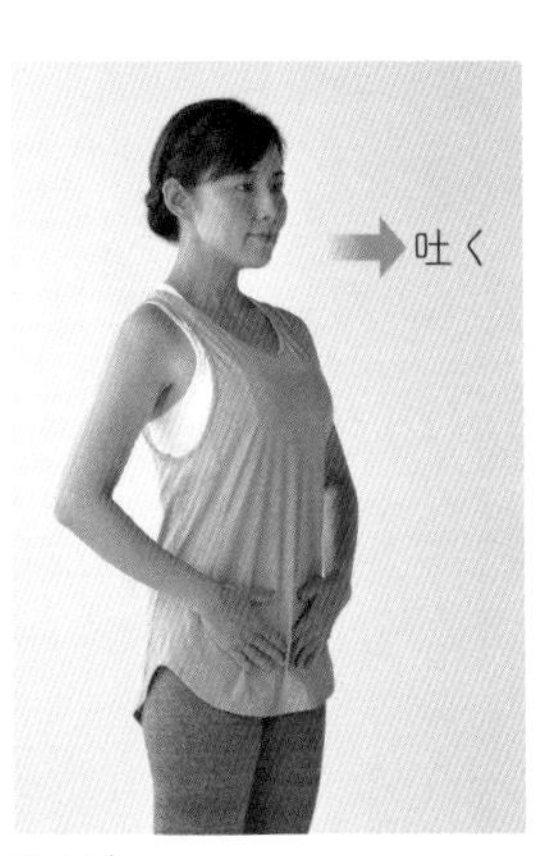

吐く時…
おへそを背骨に近付けていくように、薄く凹ませる

正しい姿勢をリセットすることも必要

最後にもう一つ誤解しないでほしいのが、常に正しい姿勢でいることが良いとは限らないということです。

悪い姿勢をとることだけでなく、最も良くないのは「姿勢を変えないこと」です。たとえ良い姿勢だとしても、同じ姿勢を長時間保持すると、筋肉の血液循環量が低下して筋疲労が生じます。長時間同じ姿勢で仕事や作業をする際は、時々立ち上がったり伸びをしたり、歩いたり姿勢を変えるといった「リセット」をする時間を設けることが大切です。

そうすることで循環が改善されて、疲労物質や発痛物質が滞りにくくなるのです。

急に「今すぐ姿勢を正さなきゃ」と焦る必要はありません。むしろ今までの姿勢を突然変えようとすることで、身体のどこかに無理な負担がかかり、痛みなどがあらわれてしまう可能性もあります。

数週間、または数か月かけて修正していくつもりで良いと思います。

ゆっくり少しずつ、できることから心がけていきましょう。

02 正しい歩き方とは

正しく歩けていますか?

代表的な有酸素運動であるウォーキング。

ウォーキングが身体に良いということは、皆さんよくご存知だと思います。季節や場所や年齢を問わず、いつでもどこでも取り組める手軽な運動の一つです。

また、身体への負荷が大きくないため、運動に不慣れな人や高齢者にもオススメ。ウォーキングは身体を鍛える効果だけではなく、様々な病気を予防する効果も期待できる運動です。

でも残念ながら、病院で患者さんを担当していて「毎日歩いています!」と言う人に限って、正しく歩けていない場合が多いのが現実です。街中で歩いている人を見ても、歩幅や速度が適切でなかったり、姿勢が悪いなど不適切なフォームで歩いている人が圧倒的に多いのです。

これには年齢や性別は関係ないようで、80歳で美しく歩いている人もいれば、若者でも正しいフォームから逸脱した歩き方の人もいます。

効果的なウォーキングの目安

日常生活の中で、最もエネルギーを消費している活動とは何でしょう？

答えは「歩くこと」です。様々な全身運動の中で、ウォーキングが最も推奨されています。

成人の1日当たりの平均歩数は、男性６８４６歩、女性５８６７歩で（厚生労働省：平成29年「国民健康・栄養調査」）、数年前より５００歩ほど落ちてきているそうです。

ウォーキングの時間は、1日30〜60分が理想。少し汗ばむ、もしくは息が弾む程度が目安です。一度に長時間歩く必要はなく、10分間のウォーキングを1日に頻回くり返しても、効果は変わらないとされています。早歩きが、長寿や抑うつにつながるという研究報告もあります。

ただし、腰痛のある人はプール内歩行や自転車こぎ、膝痛のある人はプール内歩行を推奨します。自転車こぎは、ウォーキングよりも腰に負担がかかりにくいです。プール内歩行は、浮力の影響で膝関節への負担が軽減するため安全です。

厚労省の「健康日本21」に、1日の目標歩数が具体的に定められています。

20〜64歳　男性：９０００歩、女性：８５００歩

65歳以上　男性：７０００歩、女性：６０００歩

正しいウォーキングで効果アップ

正しいウォーキングのポイントをおさえて、効果アップを狙いましょう。
ウォーキング用の歩きやすいスニーカーを履き、身体の中心を通る軸をまっすぐ保つように意識します。あごを引いて視線は前方へ、胸を張り背筋を伸ばし、肩の力を抜きます。歩いている時は、膝とつま先が常に正面を向くように意識します。

歩く時に大切なポイントは、次の4つです。

①歩幅をやや大きめにする：股関節などの各関節を広い可動域で動かすことで、関節や筋肉の一部分だけにストレスが集中することを避けられます。同時に、股関節周囲のたくさんの筋肉が働き出すので循環が良くなります。コツは、前脚よりも後ろ脚を意識することです。

②早歩きを心がける：歩きながら話すと、息が切れる程度の早歩きがベストです。早歩きの人のほうが長寿で、普通の歩行速度の人よりも、持久力や体力が上がり、生活習慣病指標の改善が明らかだったという報告もあります。

③腕を大きく前後に振る：腕の振りの反作用でキック力を強め、歩行速度が上がります。そのためには、できれば手提げカバンよりもリュックサックのほうが、腕を左右対称に振りやす

くなるのでオススメです。

④かかとから着地してつま先で地面を蹴る：足裏全体でベタッベタッと着地して歩くのではなく、着地はまずかかとからです。そして最後は、つま先で床を蹴ります。

蹴るというと、つま先をシュッシュッとはらうように歩く人がいますが、つま先、特に親指で力強く床を押して前に進むイメージです。

このようにつま先を使って歩くと、前への推進力がグンと上がり、歩行速度が増します。

ウォーキングのポイント

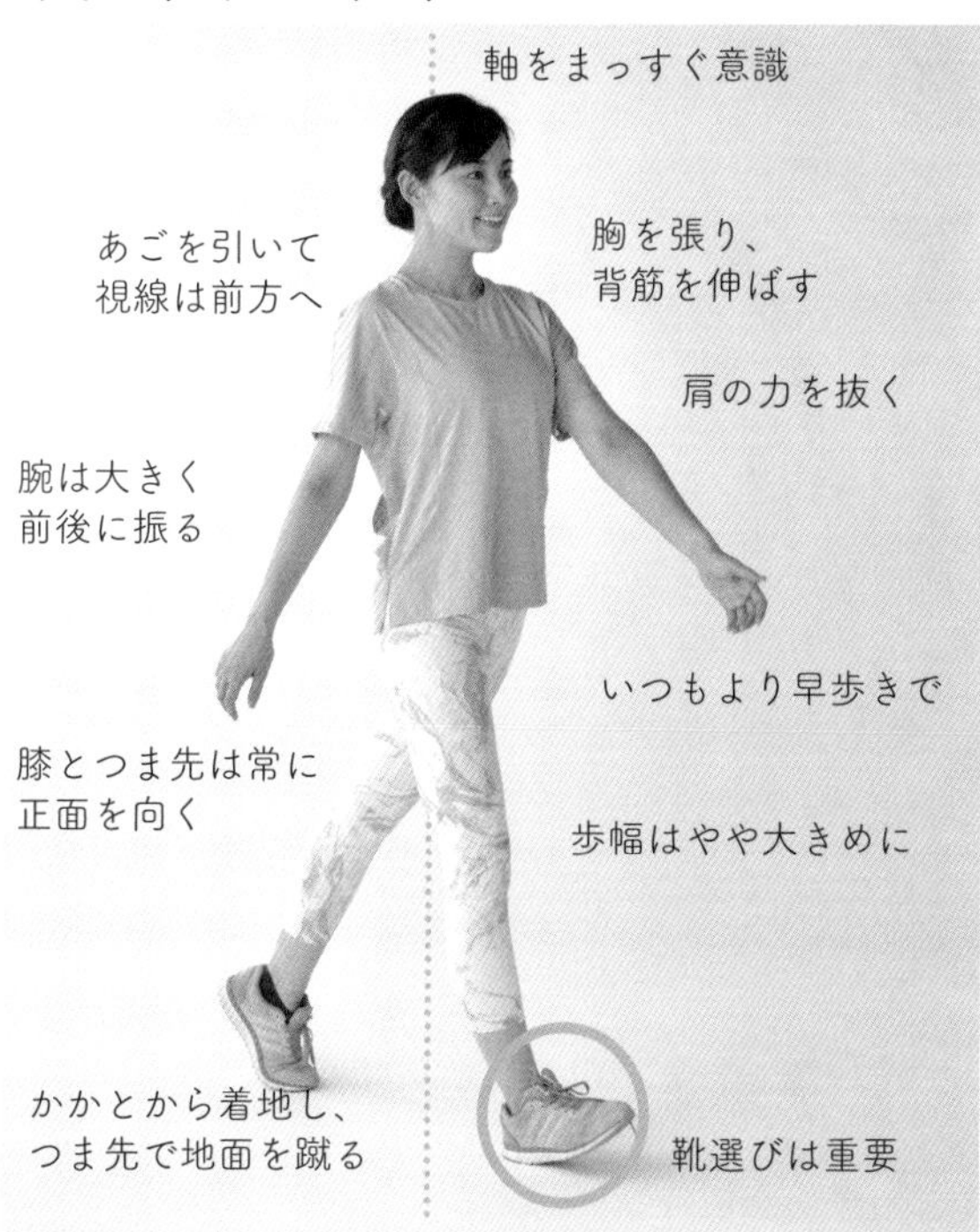

後ろ脚のももの付け根、鼠径部を毎歩伸ばすように、お尻よりも後方に後ろ脚を残して歩くように意識する。後ろ脚のお尻がキュッと縮んで引き締まるのを感じて。

03 運動機能の3要素を知ろう —柔軟性・筋力・バランス能力—

「運動機能の3要素」とは

私たちが、健康のために運動をする際、ぜひ知っておいてほしい3つの大切な要素があります。

それは、

- **柔軟性**
- **筋力**
- **バランス能力**

です。

これを「運動機能の3要素」といいます。

この3つそれぞれを常に維持・向上させることが、私たちの人生においての大きな目標といっても過言ではありません。これら3つのどれか1つだけが優れていても、どれか1つだけが劣っていてもダメなのです。

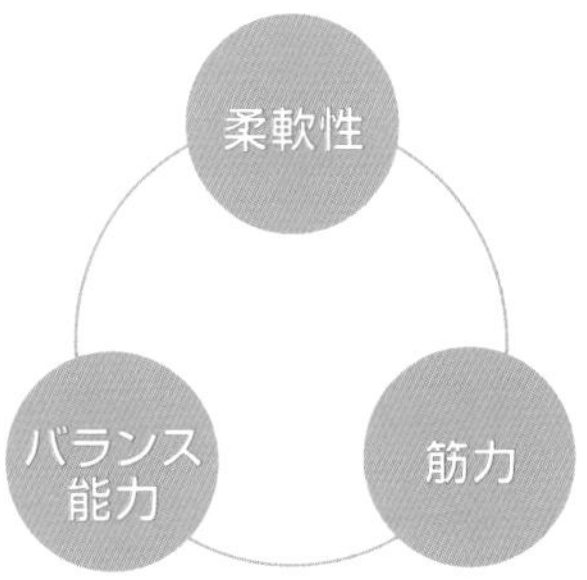

柔軟性
筋力
バランス能力

「運動機能の3要素」は、加齢とともにどうしても衰えてしまいやすいものです。柔軟性も低下しますし、筋力もなくなってきます。バランス能力だって、徐々に落ちてくるものです。

実際に身体を動かして支えているのは筋力なので、ストレッチで柔軟性ばかりを高めても良くありません。

例えば妊婦さん向けのマタニティヨガも、高齢者がエクササイズを行う場合にも、筋力を付けるため、筋トレは必ず行うべきです。

逆に筋トレばかり日々励んでストレッチを怠り身体がコチコチに硬かったら、肉離れや腱損傷などのけがが多くなります。また血行不良によって疲労が溜まりやすく、柔軟性が低いため関節にも負担がかかってしまいます。

そして、「バランス能力」を高めるチャレンジも必要です。

代表的なものは片脚立ちです。30秒間片脚で立つことができますか？　できなければバランス能力の衰えです。30秒がたとえ難しくても片脚立ちにトライすること自体が、骨や筋肉を刺激し、目や三半規管や足裏などの感覚器、そして中枢神経系も活性化されるのでとても有効です。

「柔軟性」「筋力」「バランス能力」、この3要素は、ヨガやピラティスに限らず、すべてのエクササイズやスポーツに当てはまる重要な運動機能です。

日常生活においても、必要な3要素だと考えています。


今自分が取り組んでいる運動があれば、一度この3要素がバランス良く取り込まれているかどうか見直してみてはいかがでしょうか。例えばヨガをやっている人は、ストレッチポーズばかりの内容になっていませんか？　ジム通いしている人は、マシンで筋トレだけして終わっていませんか？

今日からさっそく、意識的に「運動機能の3要素」を取り入れてみてください。


また、「柔軟性」「筋力」「バランス能力」、この中でも特に大切なのは「筋力」であることも忘れないでください。筋力がなければ、私たちは運動どころか立つことも歩くこともできません。

「筋力」を重視しつつ、この3つそれぞれを高めていくことで、非常に調和の取れた健康な身体に整うはずです。

04

身体で最も重要な筋肉とは

そもそも筋肉はいくつあるの?

筋肉は、大小様々な大きさのものが全身に約600個存在します。

そのうち、自分の意思で動かせる筋肉を随意筋といいます。私たちが通常身体を動かす際に働く骨格筋がそれにあたり、約400個存在します。

一方で、心臓や内臓の筋肉など自分の意思で動かせない筋肉を不随意筋といいます。不随意筋は約200個存在します。

つまり不随意筋を含めると、私たち一人ひとりの身体は、合わせて600個以上の筋肉で成り立っているということになります。

筋組織の比較

	筋組織の種類	存在部位	作用	筋の数
随意筋	骨格筋	全身の骨格筋	関節の運動	約400個
不随意筋	平滑筋 心筋	内臓	内臓の運動	約200個
		血管壁	血管径の調節	
		心臓壁	心臓の運動	

奈良勲他「標準理学療法学·作業療法学 専門基礎分野 解剖学」医学書院 2011より改変

最も重要な筋肉は

さて、600個ある筋肉のうち、人体で最も重要な筋肉とはどこでしょう?
これは、実はとても答えにくい質問です。

まず、人体で特に重要な筋肉とは、

- **姿勢保持**(座る・立つ)
- **移動機能**(歩く・階段の上り下り)
- **日常生活動作**(起居動作・移乗・移動・食事・更衣・排泄・入浴・整容)

といった、日常に必要な活動の基盤となる筋肉です。

具体的には、

- **腹筋群と背筋群**(お腹と背中にある、体幹を支える筋肉)
- **大腿四頭筋**(太ももの正面にある、膝を伸ばす働きをする筋肉)
- **大臀筋**(お尻にある、太ももを後方に蹴る働きをする筋肉)

個人的には、腹筋群や背筋群の中でも、腹筋のインナーマッスルである「腹横筋」と背筋のインナーマッスルである「多裂筋」が特に重要ではないかと思います。

そこに「横隔膜」と「骨盤底筋群」を含めて、この4つの筋肉を合わせて「インナーユニット」といいます。身体のいわゆるコアの筋肉のことを指していて、インナーユニットのこの4つの筋肉が人体の中で最も重要とも考えられます。

P76 CHAPTER2　05インナーマッスルを使おう

では、それら体幹の筋肉さえあれば大丈夫かというとそうではないのです。やはり、臀部や大腿部といった下半身の筋肉は、生涯立ったり歩いたりするためには、何より重要な筋肉であることには違いあ

日常動作の基盤となる筋肉

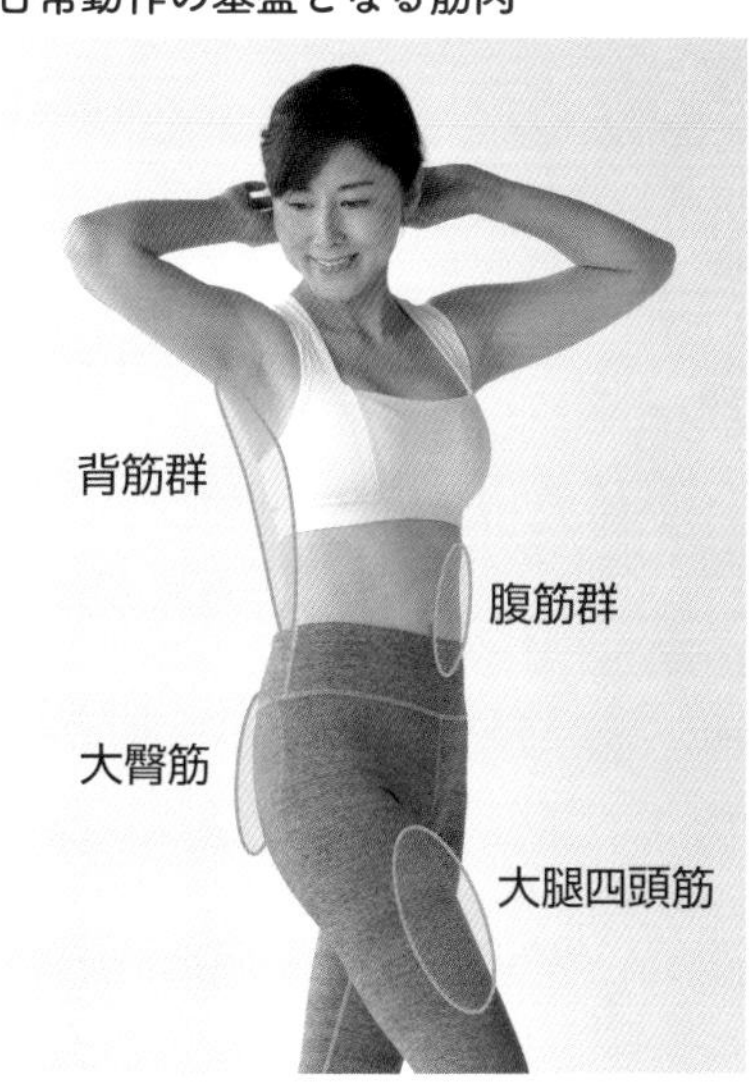

りません。
となると、姿勢保持、移動機能、日常生活動作を維持するためには、抗重力筋すべてが不可欠になってきます。

「頸部伸筋群（首の後ろ側にある筋肉の総称）と頸部屈筋群（首の前側にある首を折り曲げるための筋肉）」「脊柱起立筋群」「大臀筋」「ハムストリングス」「下腿三頭筋」「腹筋群」「腸腰筋」「大腿四頭筋」「前脛骨筋」これらが抗重力筋にあたります。

姿勢を保持する抗重力筋

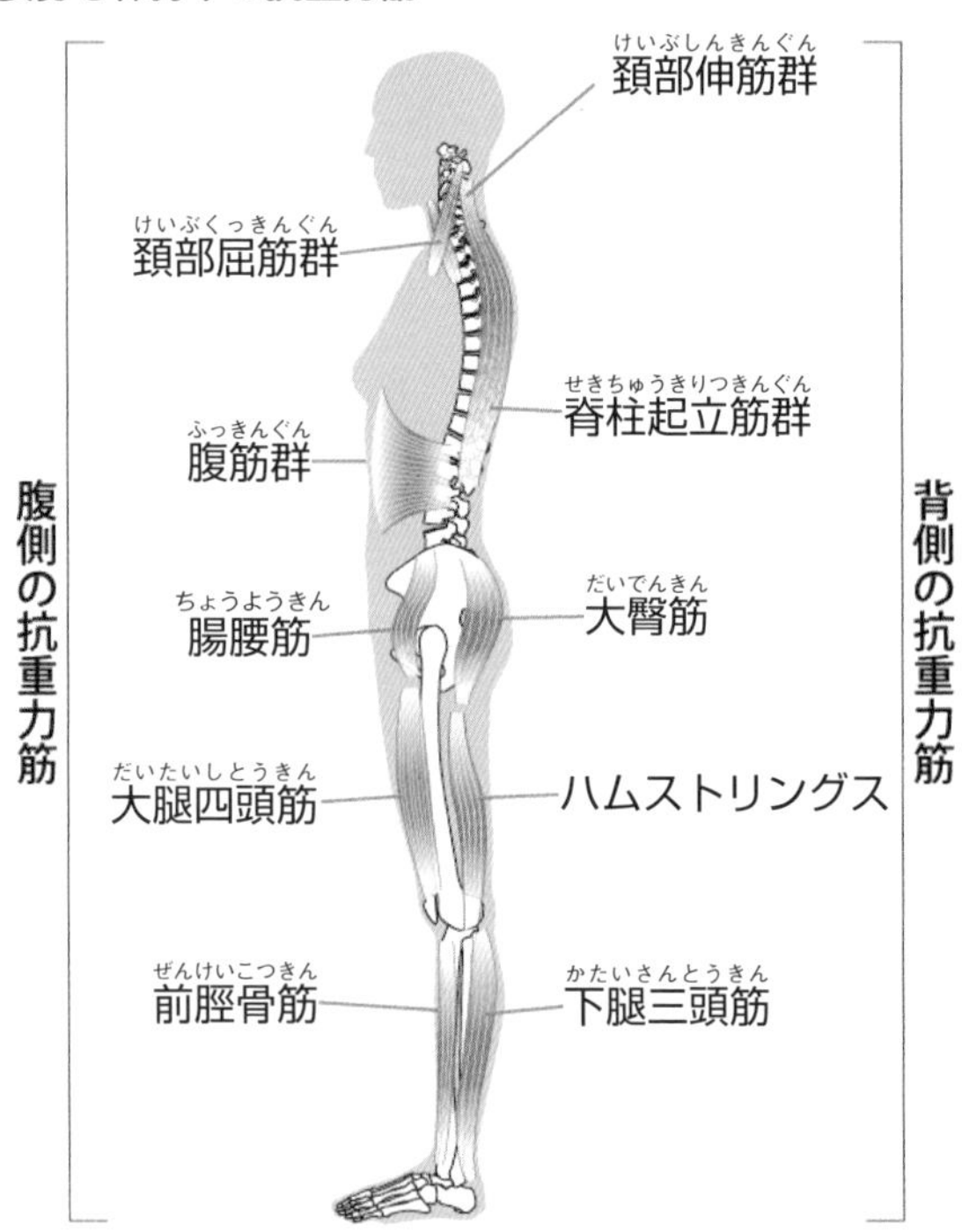

一方で、生命の維持を最優先に考えた場合、最も重要な筋肉は、心臓を動かす筋肉「心筋」ということになるでしょう。ただ、心臓が動いていても、呼吸ができなければ私たちは生きていけません。ですので、呼吸のメインの筋肉である「横隔膜」、そして「肋間筋」など、その他の呼吸補助筋も必要です。

こういうわけで、それぞれの筋肉が重要な役割を果たしている、ということになります。

もし今回のように、600個を超える筋肉の中から最も重要な筋肉を選ぶということを考えてみた時、各分野の専門家によって意見が大きくわかれてしまう、ある意味とても面白いところではないでしょうか。

05 わかってやってた?! それぞれのエクササイズの特徴

ピラティスとは

ピラティスは、ドイツ人のジョセフ・ピラティス氏（1883〜1967）によって考案されました。

もともと、第一次世界大戦中負傷兵にリハビリとして提供したことをきっかけに発展。渡米して1926年にニューヨークにスタジオを開設するも、当時そのメソッドは主流とはならず、彼の死後、弟子達によってダンサーや著名人の間に浸透したことで爆発的に人気を博しました。

ピラティスで重視するのは、呼吸と姿勢です。背骨と骨盤にフォーカスしながら、インナーマッスルをコントロールし、CHAPTER1の〈01正しい「姿勢」とは〉でお伝えした重力に負けず上に伸びようとする軸の伸張を意識することです。背骨を伸ばし、脊椎を一つずつ動かし、全身を調和させて動かして、自分自身の本来の正確な身体の使い方を習得していきます。身体をアクティブに動かすので、交感神経が優位になります。

ピラティスは、誕生してから約100年が経ちました。一方でヨガは、4000年前から存在していたとされ、ピラティスとヨガとを比較すると、歴史や誕生の背景は大きく違います。

ポーズを静止するヨガに対して、ピラティスのエクササイズは静止せず反復して動き続けるのが特徴です。このように、ヨガには「静」の要素、ピラティスには「動」の要素があります。

さらに、ピラティスには6つの基本原則があります。それは、呼吸・集中・センター・コントロール・正確性・フローです。

この6つの基本原則に忠実に行うことが、ピラティス氏が主張した「コントロロジー」といわれる「Body、Mind、Spirit の完全な調和」を可能にすると考えられています。


このようにピラティスは、自分自身の「身体の動かし方」を正確に繊細に感じ取っていくエクササイズです。パフォーマンスの向上、けがや傷害の予防、姿勢改善やボディメイクなどのため、アスリートやダンサー、モデルだけでなく、現在、多くの人がピラティスを実践しています。

また、今もリハビリとして受け入れられ、私自身も患者さんの日々のリハビリにピラティスのエクササイズが大いに役立つことを実感しています。

ヨガとは

ヨガは、紀元前4000年~2000年頃、身体・心・魂を神に結びつけるための修行法として、インダス文明で生まれました。ヨガはサンスクリット語の「ユジュ」が語源で、「統合する、つなぐ、結びつける」という意味があります。

ここでは主に、呼吸とともに身体を動かしてポーズを行うハタヨガについてお話します。

ヨガのポーズは数えきれないほどあり、私が聞いた中では8万4000種類というのが最多です。ストレッチと同じと誤解されることがありますが、ヨガのポーズには、ストレッチの要素のみではなく、ストレッチポーズ・筋トレポーズ・バランスポーズ・有酸素運動ポーズなど様々な要素が含まれているので、「ヨガ=ストレッチ」とは言い切れません。また、ヨガは呼吸・瞑想・ポーズの3つから成り立っているため、ポーズだけがヨガではありません。呼吸も瞑想も、心身の調和のために不可欠なものと考えられています。

ヨガには、ベビーヨガ、マタニティヨガ、シニアヨガなどの対象別だけではなく、流派もあげるとアイアンガーヨガ、アシュタンガヨガ、シバナンダヨガ、パワーヨガなど、星の数ほどの種類になるでしょう。

このように、ヨガにはこれだけの種類があることと、他のスポーツと違い、高度な技術や道具が不要であることも相まって、世代を超えて広く親しまれています。

インド生まれのアメリカ育ちともいわれているヨガは、90年代にアメリカで人気に火がつき、その後日本にも広まっていきました。現在では、宗教色は薄くなり、ダイエットや健康法として人気のヨガですが、ポーズでは身体の歪みや左右差が矯正され、柔軟性や体力が向上するなどの効果があります。そこにゆったりした呼吸や瞑想を組み合わせることで、集中力が高まり、穏やかで揺るぎない精神状態を作り出すことができます。身体全体が引き締まって、美しいプロポーションを手に入れられるのはもちろんのこと、活力に満ちた前向きで安定した気持ちを得られるということがヨガの特長といえます。

私は、個人的にはピラティスの理論をもとにヨガをすることで、より効果的に身体を整えることができると感じています。

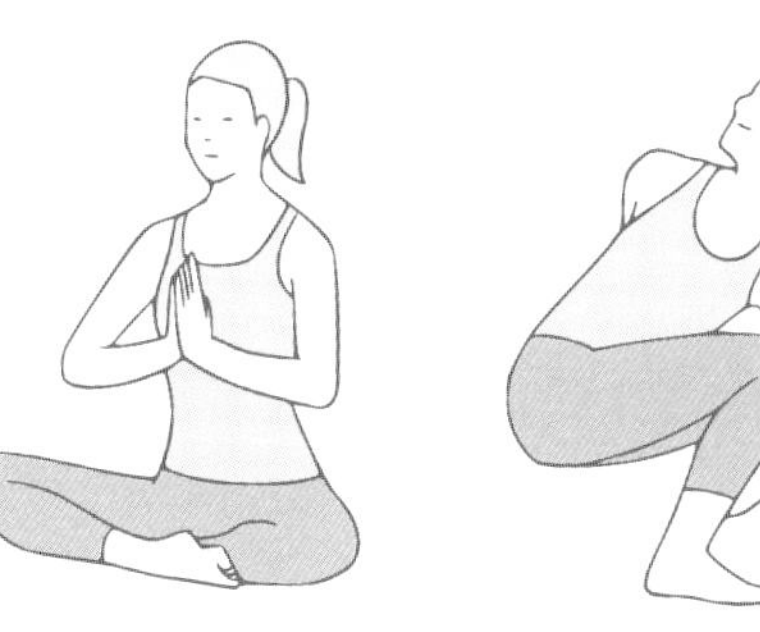

ストレッチとは

ストレッチとは「伸ばす」という意味で、筋肉を伸ばす柔軟体操のことです。

ストレッチには、柔軟性の向上・パフォーマンスの向上・けがの予防・疲労物質や発痛物質の除去・姿勢の改善・心身のリラックス・身体をスムーズに動かせるようになるなど、様々な効果があります。

ストレッチには、大きく分けて2種類あります。

- **静的ストレッチ（スタティックストレッチ）**
- **動的ストレッチ（ダイナミックストレッチ）**

ストレッチと聞いて多くの人が思い浮かべるのが、静的ストレッチかもしれません。ゆっくりと一定方向に筋肉を伸ばし、その状態で数十秒間しばらく静止します。クールダウンやリラックス効果を狙うエクササイズとして行われます。ヨガや太極拳などが含まれます。

一方で動的ストレッチは、ある方向に関節を動かしながら、筋肉を縮めたり伸ばしたりすることをくり返し、筋肉をほぐして温める効果があります。エアロビクス、ラジオ体操、ピラティスなどが含まれます。

静的ストレッチ注意すべき⑥つの原則		
	①伸ばす時間は最低20秒	最初の10秒程度は適度な伸長に調節するためのロスタイム。 ストレッチされている筋肉が反応して伸び始めるまでには意外と時間がかかる。
	②伸ばす筋肉や部位を意識	意識することで、神経筋協応能（神経と筋、関節、靭帯等の調和を取ること）が高まるので「今はココを伸ばしている」とストレッチしている部位を意識することが大切。
	③痛くなく気持ちいい程度に伸ばす	痛いところまで伸ばすと伸張反射が働き、かえって筋が硬直するので効果が低下。過度にストレッチしてしまうことを「オーバーストレッチ」といい、筋を痛める原因に。
	④呼吸を止めない	呼吸を止めると血圧が上昇してしまうのと、ゆっくりと深い呼吸は筋肉の緊張を和らげる効果がある。
	⑤自分に必要な部位を選択	全身のストレッチングを行おうとすると何時間も必要。柔軟性が充分ある部位と足りない部位は人によって全く異なるため、各々が必要な部位を適切に選んでストレッチすることが大切。
	⑥反動をつけない	対象となる筋肉を少しずつ伸ばす。筋肉は急激に伸ばされると、筋断裂などの傷害を防ぐために筋肉内の筋紡錘が働いて反射的に筋肉を収縮させる。反動をつけながらストレッチを行うと、筋が収縮してしまい柔軟性が低くなる恐れがある。

では、静的ストレッチを実施する際に、注意すべき6つの原則です。

1、伸ばす時間は最低20秒
2、伸ばす筋肉や部位を意識する
3、痛くなく気持ちいい程度に伸ばす
4、呼吸を止めない
5、自分に必要な部位を選択する
6、反動をつけない

この6つは医科学に基づいた原則ですが、個人的には7つ目に、自分が「身体が柔らかい」と信じて行うこと、も大切だと思います。自分は「身体が硬い」という思い込みが、ストレッチの効果を半減させてしまうことがわかっているからです。

ストレッチは特別な器具を必要としないため、自宅や職場などどこでも行うことができます。ただし、正しく行わないと効果が半減し、けがや痛みのリスクが上がってしまいます。

注意すべき6原則を正しく理解したうえで、日常的に自分で快適かつ効果的なストレッチを実践していけるようにしましょう。

筋トレとは

筋力トレーニングのことを略して「筋トレ」といい、負荷をかけながら筋肉を収縮させて筋力を鍛えていくエクササイズのことをいいます。

筋力は、筋肉に一定の負荷をかけることで維持・向上します。筋トレには、自分の体重だけで行う「自重トレーニング」、バーベルやダンベルを使った「フリーウェイトトレーニング」、ジムに置いてあるような筋トレ用の機械を用いた「マシントレーニング」など様々な鍛え方があります。

筋力を高めることで、以下の効果があります。

・日常生活がよりラクに行えるようになる（階段の昇降や荷物の持ち運びなど）。
・慢性疾患を予防、改善する（骨粗しょう症、2型糖尿病、肥満など）。

筋トレは、若者やアスリートが行うイメージがあるかもしれませんが、むしろ運動不足の人、健康を維持したい人や、中高齢者がすべきエクササイズといえます。

安全で効果的に筋トレをするためには、トレーニングの3つの原理と5つの原則に従うことが大切です。

トレーニングの３つの原理と５つの原則

トレーニングの⑤つの原則		
	①漸進性の原則	体力･筋力の向上に応じて、運動の強さ･量･内容を次第に高めていくこと。いつまでも同じ強度のくり返しではそれ以上の向上は望めない。
	②全面性の原則	筋トレだけでなく、有酸素能力･柔軟性などの体力要素をバランスよく高めること。筋トレについても、全身の筋をバランスよく鍛えること、大筋群といって身体の大きな筋肉を優先して実施すること。
	③意識性の原則	今行っているトレーニングが何を目的にしているのか、トレーニングの内容･意義をよく理解しながら意識して取り組むこと。
	④個別性の原則	年齢・性別・身体的特性など、個人の能力に合わせてトレーニングの内容を決めるようにする。
	⑤継続・反復性の原則	トレーニングの効果を増大させるためには、ある程度の期間、継続的にくり返すようにする。

トレーニングの③つの原理		
	①過負荷の原理	日常生活の中で体験している以上の負荷を身体に与えないと、筋力は増大しない。
	②可逆性の原理	運動効果はトレーニング継続中は維持されるが、せっかく獲得した効果もトレーニングを中止すると徐々に失われてしまう。
	③特異性の原理	運動中のエネルギーの使われ方や筋肉の活動の仕方と関係する能力が増加すること。

また、筋トレの際の注意点が3つあります。

1 呼吸を止めない：大きな力を発揮するために、息を止めて下腹部に力を入れると、血圧が一気に上昇してしまいます。血圧に不安のある中高齢者だけでなく、できる限り身体に負担をかけないように呼吸を続けることが大切です。

2 無理をしない：自分の体力・筋力に合った負荷を把握することが必要です。筋トレは低い負荷だと効果がないですし、だからといって高い負荷で行おうとすると、身体を痛めたり、フォームが崩れて転倒しやすくなり危険です。基本は10回オールアウト（完全疲労）です。10回ならくり返せるけど、11回目はもう限界でできない、という程度の負荷のことです。しゃがむ深さや、行うスピード、重りを用いたりして調整します。10回を1セットとして、2～3セット実行すると効果が高まることが報告されています。

3 超回復のため間隔をあける：筋トレでは筋線維が損傷を受けます。そのため、筋トレで同じ筋肉を鍛える場合は48時間から72時間の間隔をあけて筋肉を回復させる必要があります。筋肉を十分に回復させることで、前よりも太く強い筋肉に変わっていきます。これを超回復といいます。

筋トレにはこのように医科学的な根拠があるので、効果的で安全に行うためにはそれらに基づいて実施する必要があります。

リハビリとは

病院では、患者さんに「リハビリしましょうね」という感じで略称を使いますが、正しくは「リハビリテーション（rehabilitation）」といいます。その言葉の語源は、「re（再び・戻す）」＋「habilis（適した・ふさわしい）」という2つのラテン語がベースになっています。つまり、「失った機能を再び取り戻す」ということですが、病気やけがなどで障害を抱えた人が、再び生活や権利を取り戻し、自分らしく豊かな人生を送ることができるように支援していくこと、またそのために行われるすべての活動を含めて、リハビリテーションといいます。

リハビリテーションを実施する人のことをセラピスト（治療者）といい、セラピストは理学療法士（PT）・作業療法士（OT）・言語聴覚士（ST）の3つに大別されます。3つともすべて国家資格です。ここでは理学療法士の仕事について、少しお話しましょう。

理学療法士は、自立した日常生活が送れるよう支援する医療職で、英語では、Physical Therapistと呼ばれ、頭文字を取ってPTと略されることもあります。

けがや病気などで身体に障害のある人や、障害が起こりそうな人に対して、身体機能や生活環境などを評価します。そして、座る、立つ、歩くといった日常生活の基本となる動作の改善や維持、そして障害が悪化しないよう予防を目的に、一人ひとりの目標に向けて適切なリハビリプログラムを作成します。

主に運動療法と物理療法の2つを使って、医師の指示のもと治療にあたるのが理学療法士の仕事です（下表）。運動療法と物理療法のほかにも、理学療法士は、対象者が家庭や社会へ復帰し、できる限り自分の力で日常生活を送っていけるようにアドバイスを行います。

理学療法の対象者は、主に運動機能が低下した人々です。赤ちゃんからお年寄りまで幅広く、人生の様々な場面をサポートしていきます。

理学療法の直接的な目的は運動機能の回復ですが、そこからADL（日常生活動作）の改善を図り、最終的にはQOL（生活の質）の向上を目指していきます。

理学療法士は主に病院、クリニック、介護保険関連施設などで働いていますが、近年はフィットネス界、スポーツ現場、療育センターなど子供が対象の施設、産業分野など、活躍の場がどんどん広がっています。

運動療法	対象者に実際に身体を動かしてもらいながら、筋肉や関節の本来の機能を回復させることを目指す治療法です。関節の曲げ伸ばしによる可動域の拡大や、柔軟性や筋力やバランス感覚の回復や歩行練習など、様々な方法を身体の状態に応じて組み合わせながら実施します。
物理療法	外部から物理的な刺激を与えることで、薬物を用いずに痛みや痺れを和らげたり運動能力を回復させたりすることを目指す治療法です。温熱や寒冷、牽引、電気、超音波、赤外線による刺激などが用いられるほか、身体に直接マッサージを施すこともあります。

ここで、書名にもなっている〝ウェルエク〟についてご説明します！

簡単だから毎日やってほしい「ちょっとズボラ」だけど、とても効果的エクササイズを

Exercise for Wellness（ウェルネスのためのエクササイズ）

略して〝ウェルエク〟と名付けました。

Wellness（ウェルネス）とは、「より良く生きる」ことを意味しています。いきいきとした人生を目指して、ポジティブに生きていきたいですよね。そんな生き方のためのエクササイズを紹介していきます。

基本的な身体づくりのためのものをCHAPTER2に、症状別のものをCHAPTER3に紹介しているので、ぜひご自身にあったものを続けてみてください！

数年後「コツコツと継続してよかった」と、自分に感謝する身体になっているはずです。

CHAPTER 2

忙しくても、これだけは！
6つのBASIC（ベーシック）
ウェルエク

ウェルネスのためのエクササイズ
Exercise for Wellness

01 筋膜をゆるめよう～ラップの芯は取っておく

筋膜とは

「筋膜」とは、筋肉を包んでいる薄い膜のことです。スーパーで買った鶏肉の表面に、薄い半透明の膜が張っていますよね。あれが筋膜です。

筋膜は全身に張りめぐらされていて、浅筋膜・深筋膜・筋外膜・筋周膜・筋内膜の5つから成ります。

悪い姿勢や偏った動作を続けたり、同じ動きを何度もくり返したり、同じ姿勢を長時間続けたり、けがをしたりすることで、身体の一部に不必要な負担が加わり、筋膜は自由に動けなくなって

筋膜の構造

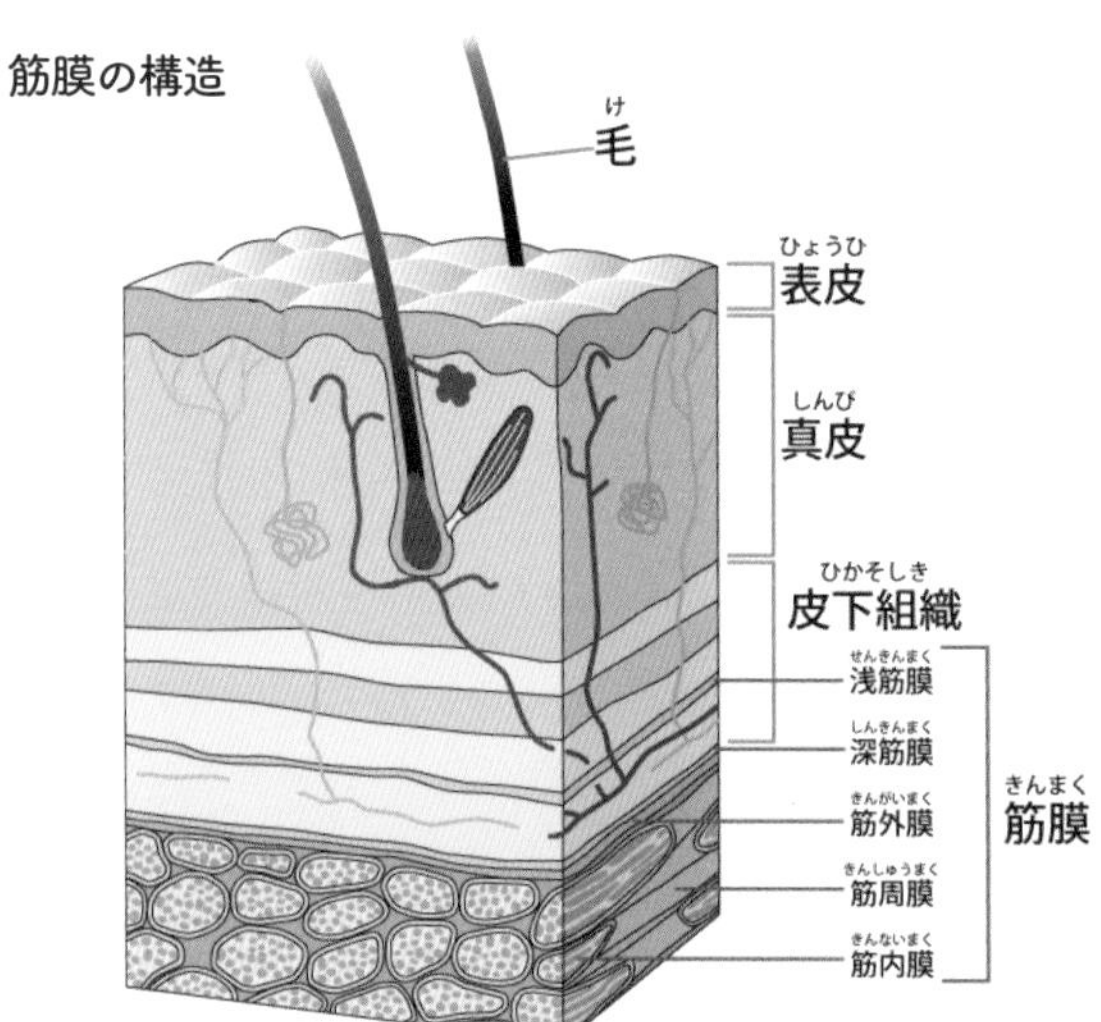

しまいます。このように筋膜は、

- 萎縮（小さく縮んで変化して機能しなくなること）
- 癒着（本来は分離しているところがくっついてしまうこと）

しやすい特徴があります。

この筋膜の萎縮や癒着が、身体のこりや痛み、筋力の低下、筋肉や関節の柔軟性の低下、運動パフォーマンスの低下、日常生活活動の低下、時には内臓機能の低下を招いてしまうことがあります。

筋膜リリースとは

リリースとは「解除する」「解きほぐす」という意味があります。

筋膜リリースの目的は、筋膜のねじれやよじれを元に戻して、筋肉と筋膜の本来の柔軟性を回復し、筋肉が正しく動いて働くようにします。また筋肉や筋膜の硬さによって制限されていた関節の可動域を拡大することにあります。クシャクシャになっていた筋膜に、アイロンをかけるように滑らかにしていくのが筋膜リリースなのです。

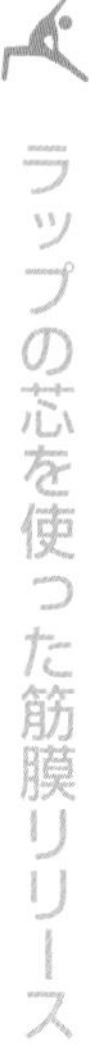

ラップの芯を使った筋膜リリース

実は、筋膜リリースには、どの家庭にもあるラップの芯が有効なのです。ラップを使い切ったら、芯は捨てずに必ず取っておいてください。私は家でラップを使い切るたびにラップ芯を職場の病院へ持って行き、それをリハビリの際に患者さんに差し上げています。自宅のラップを使い切るまでの数日間、これから紹介する筋膜リリースがおあずけになることが非常にもったいないからです。

ここでは、6つの部位を紹介します。それぞれ1分間ゴシゴシと適度な力でこすってみます。コロコロ転がすのではなく、しっかり握って固定し、同じ面でこするようにします。身体は平面ではないので、少しずつ身体に当てる角度を変化させながら行ってください。

❶もも裏（ハムストリングス）

もも裏が硬い人は非常に多いです。腰痛にも直結しますし、硬いとけがを起こしやすい部位です。ももの裏をお尻から膝裏にかけてこすります。

ラップの芯を使った筋膜リリース

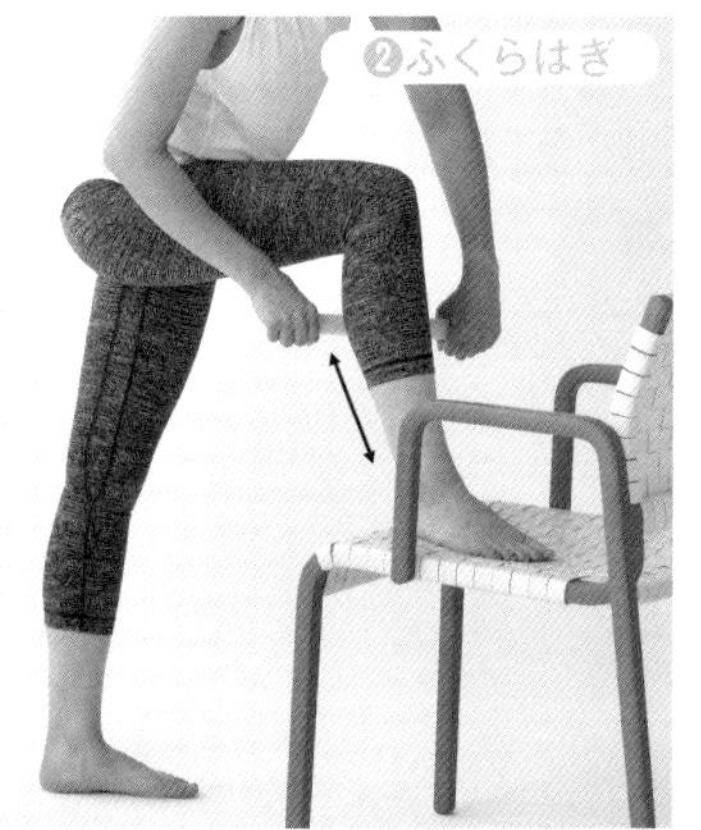

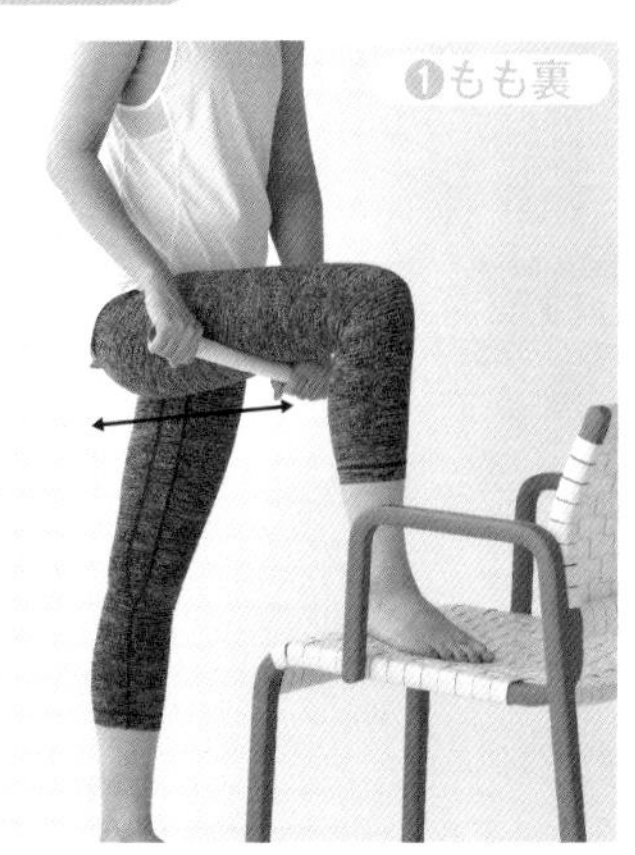

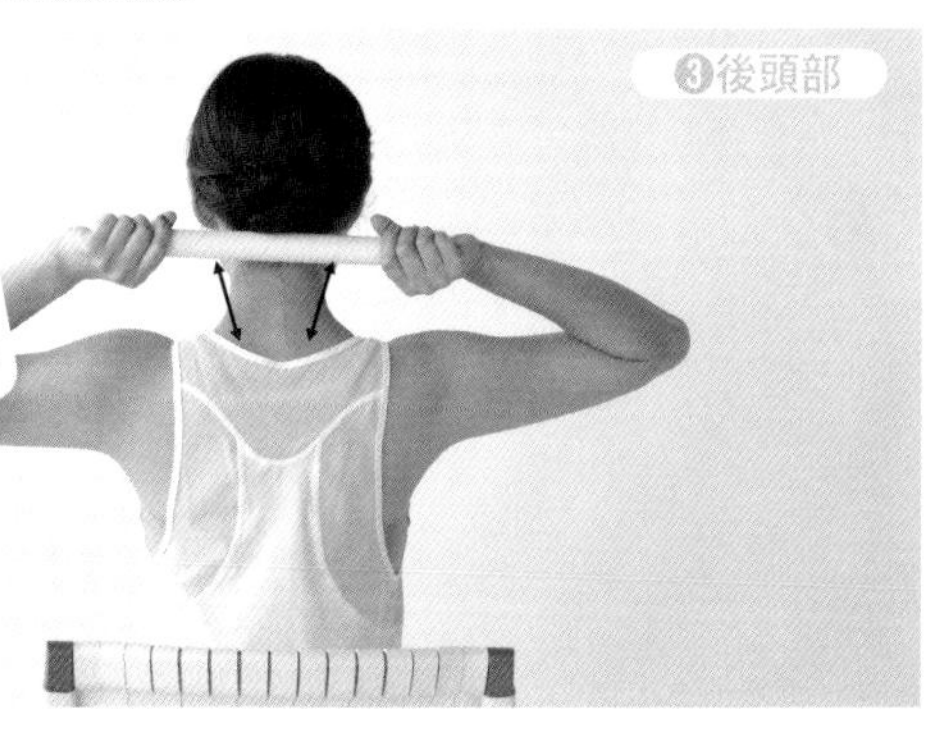

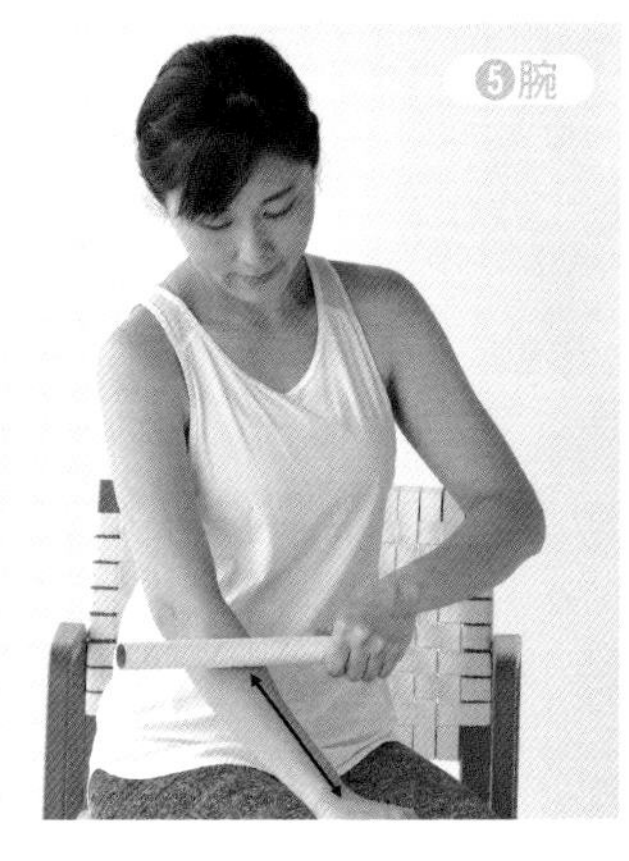

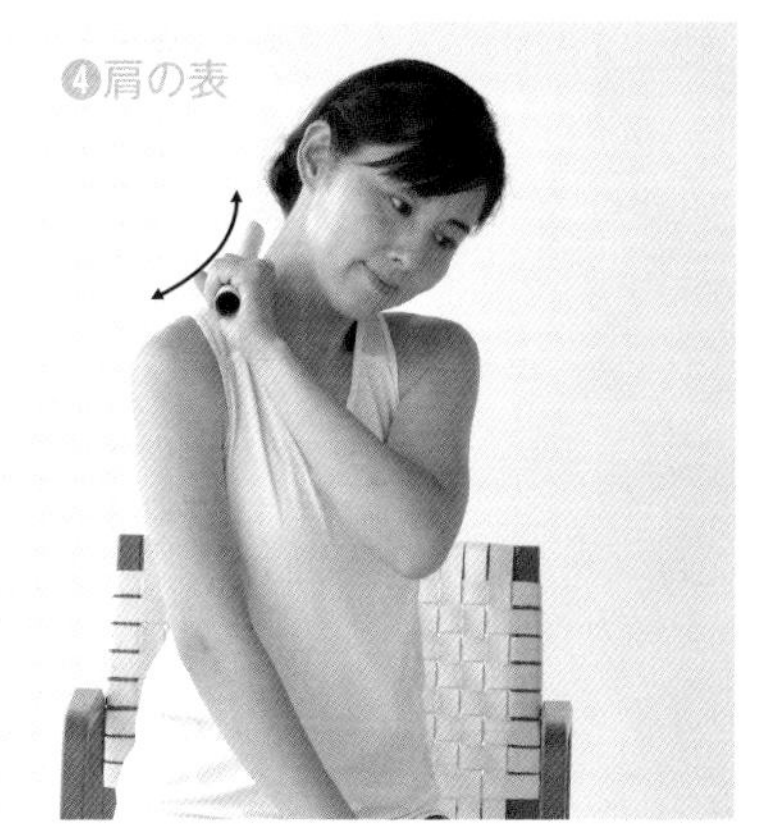

❷ふくらはぎ（下腿三頭筋）

ふくらはぎの張りや疲れ、むくみに効きます。ふくらはぎを膝裏からアキレス腱にかけてこすります。

❸後頭部（後頭下筋群）

眼精疲労や肩こり、偏頭痛の人にオススメです。後頭部をうなじから耳の高さくらいまでこすります。

❹肩の表（僧帽筋上部）

肩の面がカチカチになってしまう肩こりの人にオススメです。肩を首の付け根から肩先までこすります。

❺腕（前腕屈筋群・伸筋群）

パソコン作業やスポーツなどで腕を酷使している人や、スポーツでラケットなどを持つ人にオススメです。前腕を肘から手首にかけてこすります。

実際にこの筋膜リリースをやってみると、とても気持ちいいことに驚くことでしょう。「ラップの芯がこんなに活躍するなんて！」と患者さんも喜んでくれます。他にも、頭頂部・腰・臀部・スネ・足の裏などいろんな部位に使えます。身近なアイテムで簡単に筋膜リリースができます。ぜひ始めてみてください。

02 背骨を動かそう～時短ラジオ体操

背骨の構造と役割

背骨は、身体運動の中心となり、身体を支えつつ神経を保護し、全身のあらゆる部位と連結する、非常に重要な部位です。

その背骨は、専門用語で「脊柱（せきちゅう）」または「脊椎（せきつい）」といいます。

脊柱や脊椎の構造については、CHAPTER1でお伝えしていますが、その生理的弯曲がバネに、さらに（椎骨と椎骨の間にある）椎間板がクッションの役割を担って、重い頭部を支えると同時に地面からの衝撃を緩衝するために存在しています。

P16 CHAPTER1 背骨はまっすぐではない

背骨の役割と動かすメリット

背骨の役割は、主に4つあります。

①支持（体幹を支える）

身体の大黒柱である背骨がなければ、私たちは立つことも座ることもできず、頭をその位置に保つこともできません。また、S字の生理的弯曲によって背骨は伸び縮みしながら、衝撃を吸収するしなやかな柔軟性を備えています。

②運動（体幹を動かす）

背骨は、複数の椎骨から成り立っています。それぞれに関節があるので、身体を曲げたり伸ばしたりと背骨を一つひとつ分節的に動かすことが可能です。

③保護（神経を守る）

脊椎の中には、脊髄神経という生命活動に非常に大切な神経が通っています。その神経を硬い骨で覆って守っているのが、背骨です。

では、その背骨を動かすとなぜ良いのでしょうか？

背骨の生理的弯曲が乱れると、四肢つまり腕や脚の筋肉に余計な力が加わります。これにより、関節の動きが悪くなります。そして、肩、肘、手首、股関節、膝、足首など様々な部位に痛みや変形や拘縮が生じてしまいます。

肩や膝が痛い場合、その部位にだけ注目して治療して治そうとしても良くなりません。基軸となる背骨と、背骨と背骨周辺の柔軟性や筋力は維持されているかどうかを確認して整えていくことがまず重要です。背骨の健康状態が全身に波及することがわかっているからです。身体の基軸である背骨を、積極的にそして正確に動かすことが、健康のために大切だと考えられます。

まずは、背骨の動きを知りましょう。背骨は、全部で3方向に動かすことが可能です。

- 屈曲と伸展（体幹を丸める、反る）
- 側屈（体幹を左右に倒す）
- 回旋（体幹を左右にねじる）

背骨を整えるには、この3つすべての運動方向に背骨を動かすということを意識すればそれで十分です。

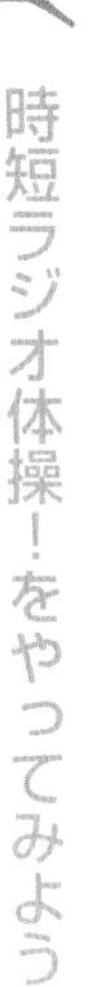

時短ラジオ体操！をやってみよう

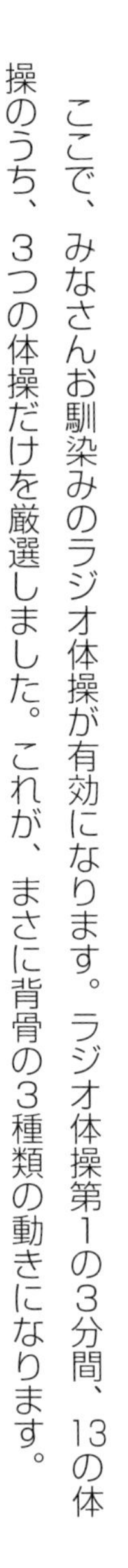

ここで、みなさんお馴染みのラジオ体操が有効になります。ラジオ体操第1の3分間、13の体操のうち、3つの体操だけを厳選しました。これが、まさに背骨の3種類の動きになります。

❶体を前後に曲げる運動（屈曲と伸展）
❷体を横に曲げる運動（側屈）
❸体をねじる運動（回旋）

どれも、脚を肩幅に開いてスタート！

背骨を動かすことによって、背骨と骨盤の歪みを整え、背骨と背骨周辺の柔軟性や筋力を維持することができます。

くり返しになりますが、背骨という部位は安定して身体を支えつつ、様々な運動をくり広げ、神経を保護しながら、かつしなやかに伸び縮みするところです。この機能を維持するために、3つのラジオ体操で背骨をしっかり3方向に動かして、生涯健康な背骨を守っていきたいですね。

時短ラジオ体操

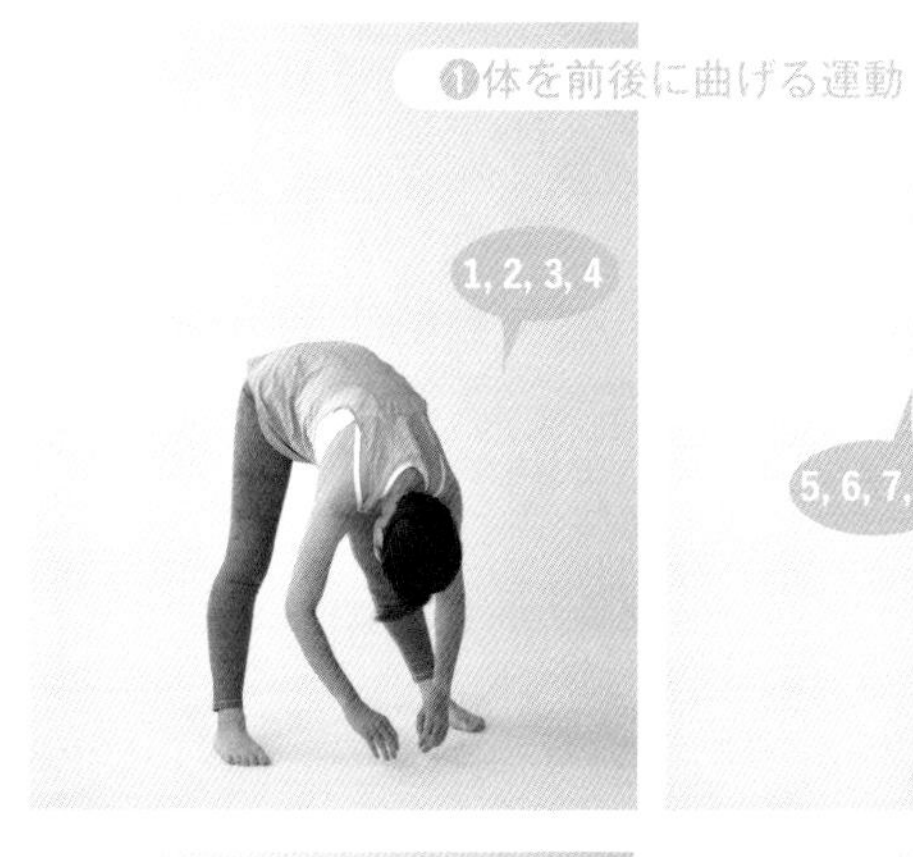

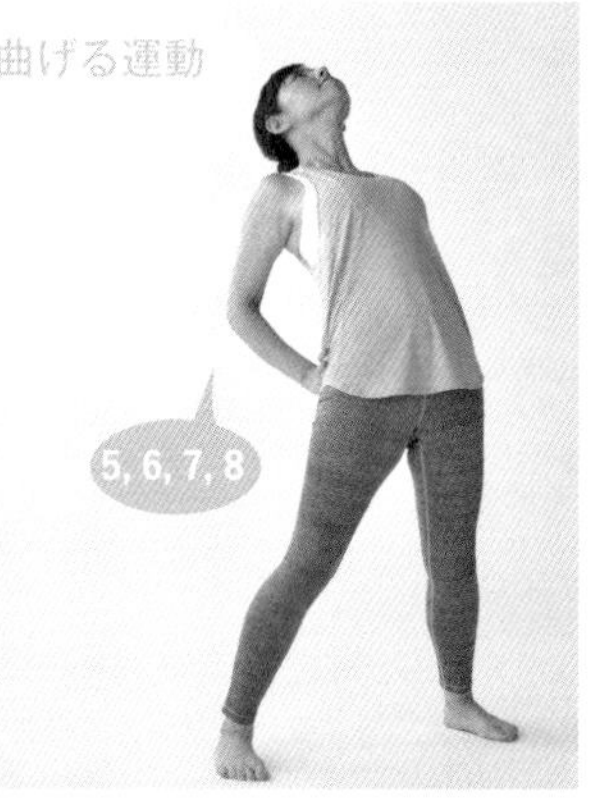

前屈するように上体と両腕を前に倒し1、2、3、4と数える。

上体を起こし、両手を腰の後ろに当てて上体を反らせながら5、6、7、8と数え、これを4回行う。

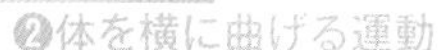

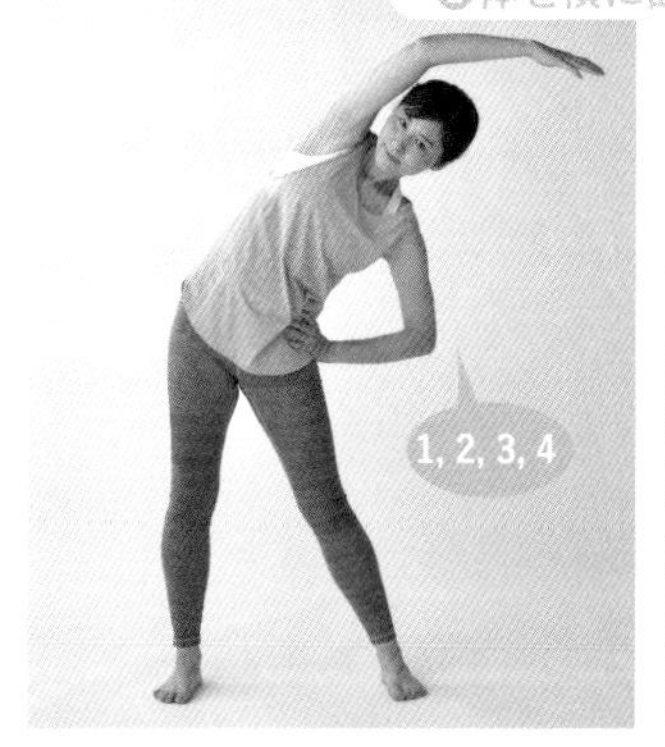

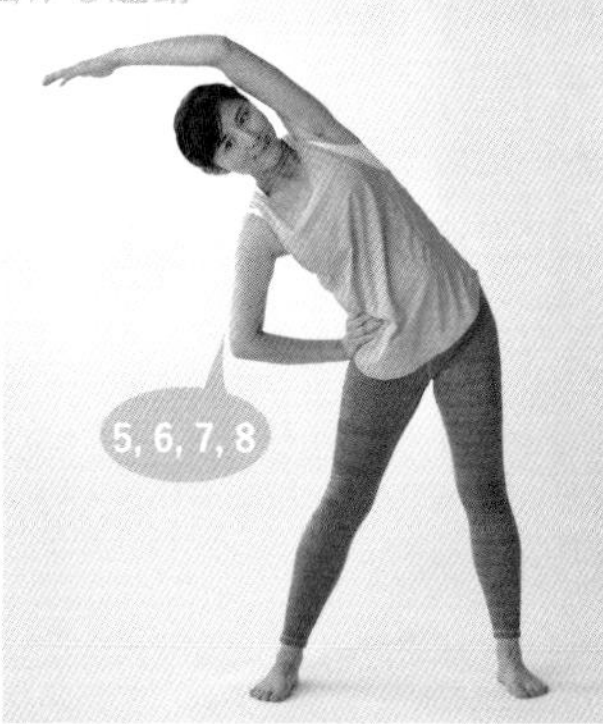

右腕を頭上に伸ばし、左手は腰に当てて、身体を左横に曲げる。

右の体側を伸ばしながら1、2、3、4と数える。反対側も同様に5、6、7、8と数え、これを4回行う。

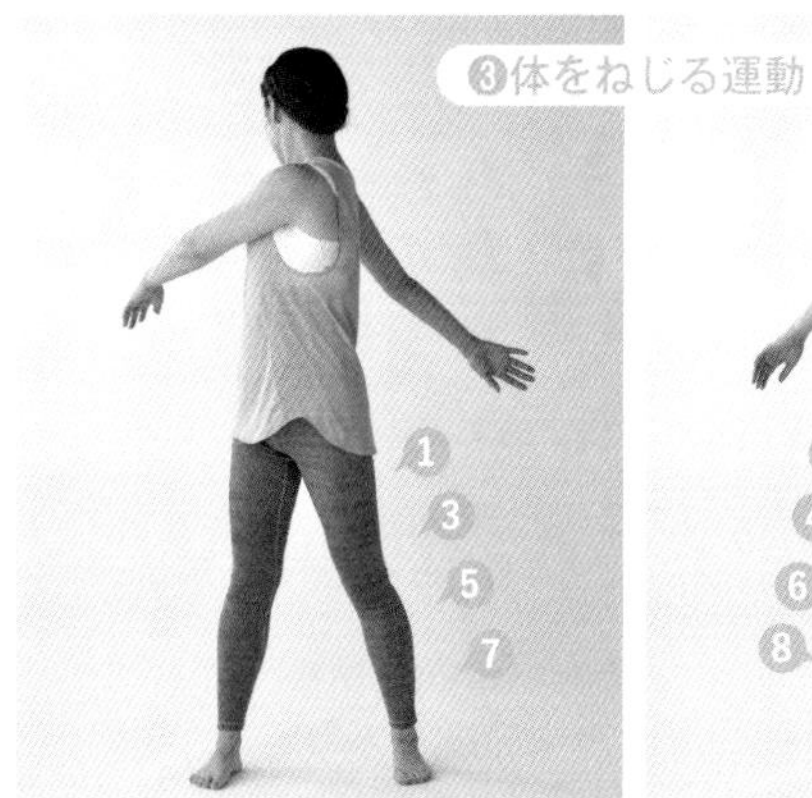

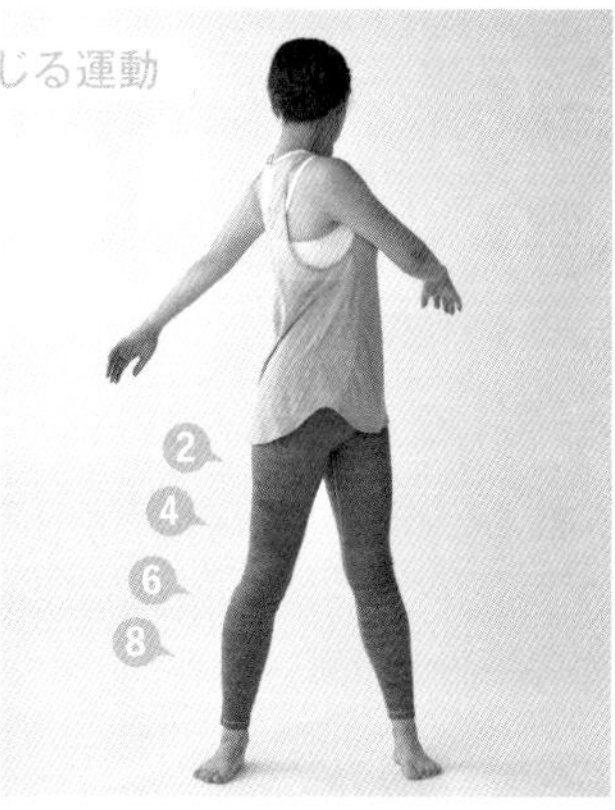

両腕を軽く振り、顔も上体も後ろに振り返るように、右、左、と交互にねじる。

1（右）、2（左）、3（右）…8（左）、と8カウントねじり、2回行う。

03 抗重力筋を鍛えよう～老けない！エクササイズ

「抗重力筋(こうじゅうりょくきん)」って何？

抗重力筋とは、「地球の重力に対して、姿勢を保持するために働く筋肉の総称」のことです。立っているだけ、座っているだけでも常に抗重力筋のどれかが働いています。

抗重力筋は、下腿・大腿・臀部・腹部・背部・首といった身体の前後に張りめぐらされ、身体の前側の筋肉と背中側の筋肉とが互いに伸び縮みをしながらバランスをとっています。

具体的には、下のイラストの10種類の筋肉です。

（P40イラスト再掲）

私たちの身体は、筋肉が働かないと体幹や内臓の重さで前に倒れます。それを制御するために、後方から

姿勢を保持する抗重力筋

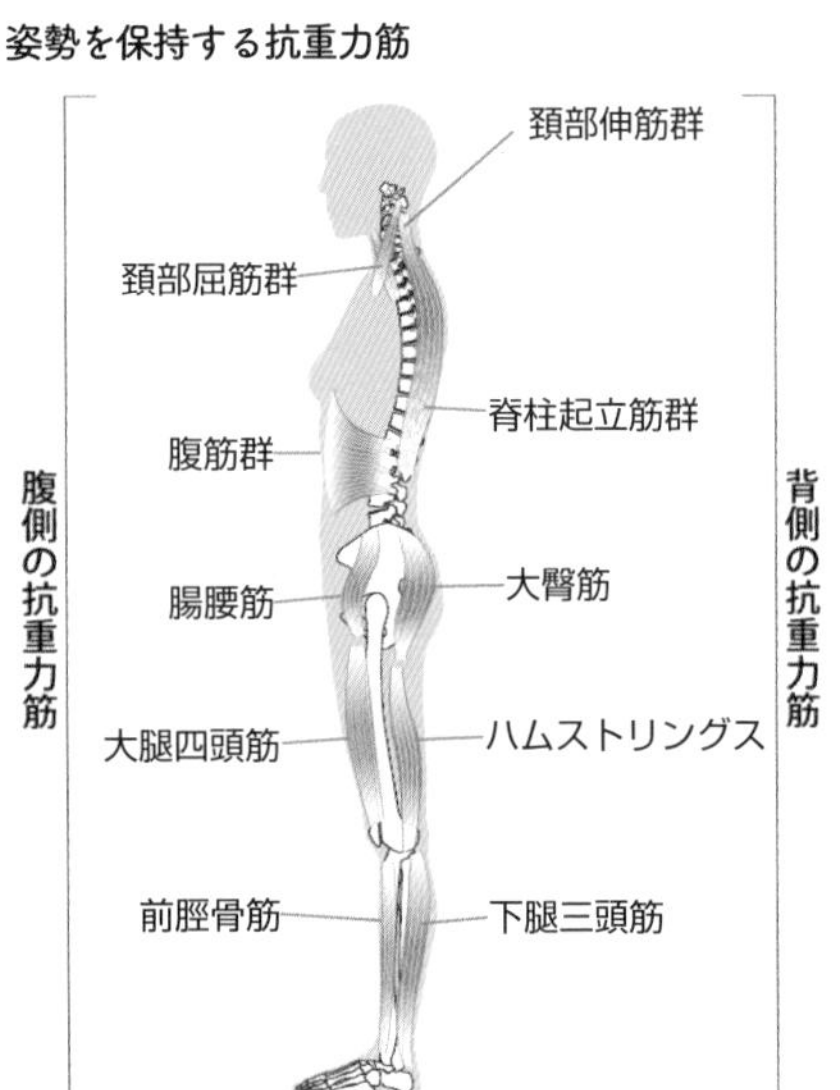

引っ張る筋肉、つまり頚部伸筋群・脊柱起立筋群・ハムストリングス（その中でも特に大腿二頭筋）・下腿三頭筋（その中でも特にヒラメ筋）が必要です。

すべて背中側の筋肉で、これらは「主要姿勢筋」と呼ばれ、バランスがとれた、抗重力筋の中でも特に重要な筋肉です。抗重力筋は、身体の前側（屈筋）と身体の後ろ側（伸筋）のバランスを保つ働きがあり、この中間位が重要です。腹筋であれば、そのペアとして拮抗筋である背筋がつり合ってキープすることです。また、CHAPTER1で伝えた、「軸の伸長」によって抗重力筋を働かせることができます。

抗重力筋の役割とは

抗重力筋の最も大切な役割は「姿勢の保持」です。抗重力筋が働かなければ、私たちは歩くどころか、立つことも座ることもできません。抗重力筋がバランス良く働くことで、正しい姿勢を保持することができます。

また、姿勢が良いと基礎代謝が高まります。内臓の働きも整い、血流など体内の循環も良くなり、脂肪も燃焼しやすくなります。さらに、姿勢が良いとバランス良く筋肉が発達するので、ボディラインもキレイに維持してくれます。

さて、ここで最初にあげた抗重力筋を鍛えるヨガポーズを紹介します。

❶舟のポーズ（ナーヴァーサナ）腹筋群を鍛えます。大腿四頭筋、腸腰筋、頸部の筋肉も使います。腹筋を意識しながら両脚を持ち上げてキレイなV字を保ちます。

❷バッタのポーズ（シャラバーサナ）脊柱起立筋群、大臀筋、ハムストリングスを鍛えます。頸部の筋肉も使います。うつ伏せで胸と脚をできるだけ持ち上げます。

❸板のポーズ（プランクポーズ）腹筋群と背筋群を鍛えます。体幹の筋肉をバランス良く使い身体をまっすぐに保ちます。

❹戦士のポーズ（ヴィーラバドラーサナⅠ）大腿四頭筋、大臀筋、ハムストリングスを鍛えます。腸腰筋、腹筋群も使います。下肢全体の筋トレ効果があります。

❺イスのポーズ（ウトゥカターサナ）大腿四頭筋、大臀筋、ハムストリン

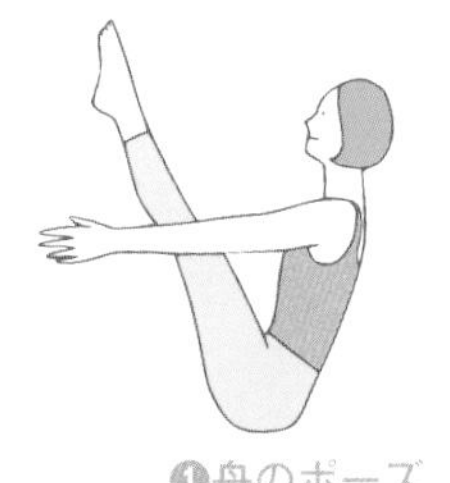

❶舟のポーズ

❷バッタのポーズ

グス、腹筋群、脊柱起立筋群を鍛えます。腸腰筋、下腿三頭筋、前脛骨筋も使います。下半身だけでなく体幹の筋トレ効果もあります。

ヨガのポーズはたくさんありますので、いろんなポーズでこれらの筋肉を鍛えることが可能です。ただ、一部の抗重力筋を鍛えれば良いのではなく、身体の前側と後ろ側それぞれの抗重力筋がつり合ってバランスを取っていることが大切であることを忘れないでください。

抗重力筋は「地球の重力に対して姿勢を保持するために働く筋肉」です。ただ姿勢をキープしてくれるだけでなく、たるみや不調など様々な弊害から身体を守っているとても重要な筋肉です。年齢と共に衰えやすい抗重力筋の大切さに気付いて、重力に負けない身体作りを今からコツコツ始めてみましょう。

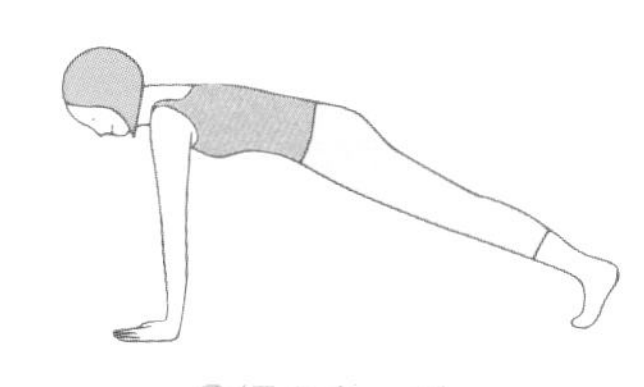

③板のポーズ

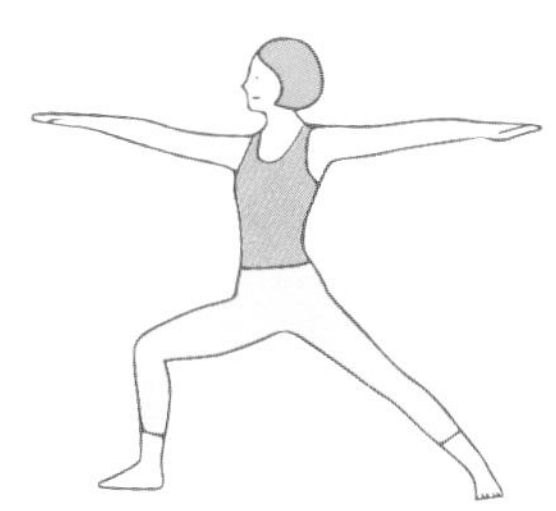

④戦士のポーズ

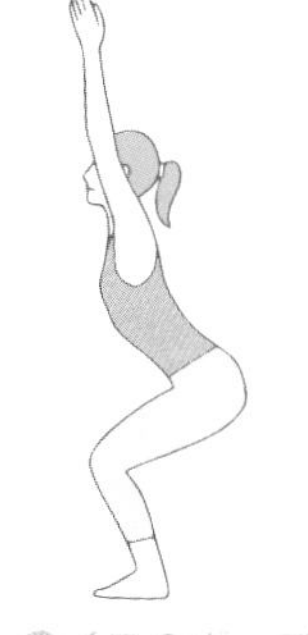

⑤イスのポーズ

04 下半身の筋力を上げよう～なにはともあれ足腰

筋肉量は20歳から徐々に低下する

筋肉量が加齢とともに減少することは、様々な研究でわかっています。筋肉量は20代をピークに年々落ちていき、40歳からは1年に1％ずつ減少するといわれています。上半身と下半身では、下半身のほうが筋肉量の低下が大きく、これが転倒や歩行困難、活動量の低下を招きます。

しかし、年齢のせいにして諦める必要はありません。実は、筋肉は100歳になっても鍛えれば必ずつくのです。何もしなければ、毎年1％ずつ筋力が低下することがわかっているのなら、今から鍛えてできる限り筋力を維持していくことができるはずです。

私たちの全身には約400個の筋肉（随意筋）があるこ

加齢に伴う上半身と下半身の筋肉量の推移
（20歳を100とした場合）

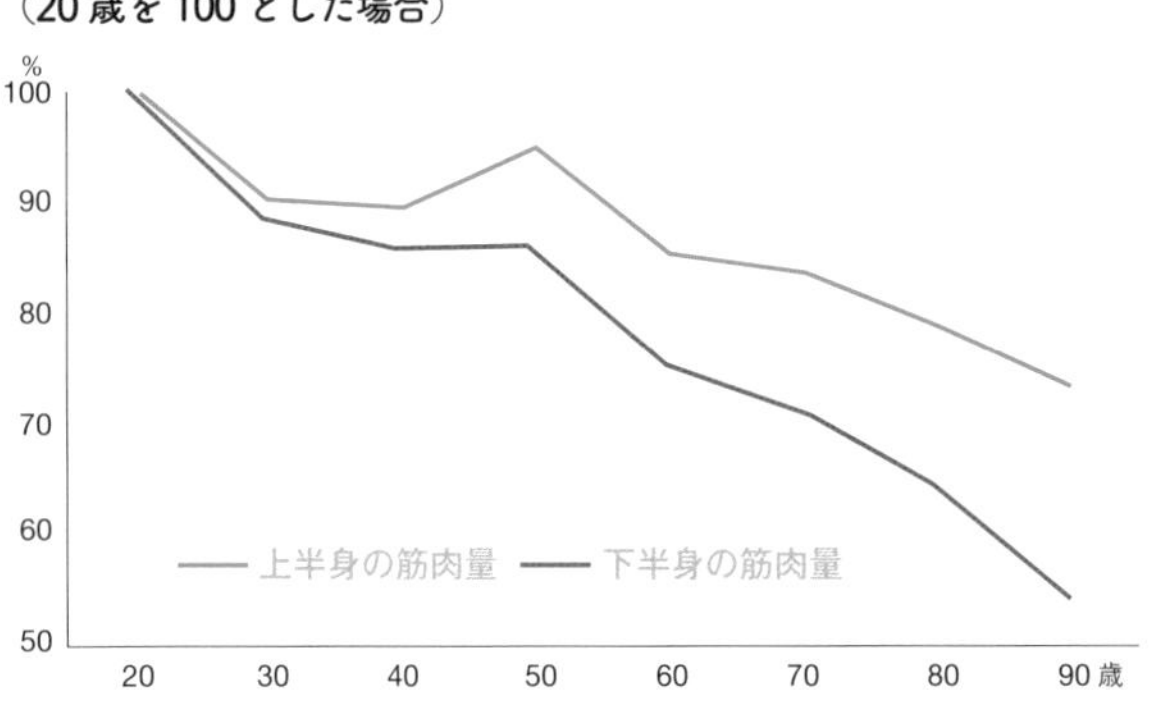

とはお話しました。その400個の筋肉を一つひとつ鍛えるとなると、当然嫌気がさしますよね。でも、すべての筋肉を鍛える必要はありません。400個の筋肉のうち、主要な3つの筋肉だけを鍛えて維持しておけば良いのです。

3つの鍛えるべき筋肉とは

下半身の筋力低下を予防するうえで重要になる3つの筋肉とは、大腿四頭筋・大臀筋・腸腰筋です。これらの筋力を維持すれば、身体を動かす際に他の筋肉も働きやすくなり、他の筋力も維持できます。逆にこの3つの筋肉が弱っていると、他の筋肉まで弱りやすくなります。

①大腿四頭筋

大腿四頭筋は、スネを前に持ち上げて膝を伸ばす筋肉です。膝関節の安定性に重要な筋肉で、筋力の指標として用いられる代表的な筋肉です。加齢や寝たきりなどの影響を受けやすく、最も衰えやすい筋肉といわれていますが、一方で鍛えると効果の出やすい筋肉でもあります。

②大臀筋

大臀筋は、太ももを後ろに持ち上げる筋肉です。ここが弱くなると歩く時に足を大きく前に振り出せず、ゆくゆくは体幹が丸まってしまいやすくなります。姿勢や歩行に大きく関与する筋肉です。

③腸腰筋

腸腰筋は、太ももを前に持ち上げる筋肉です。ここが弱くなると腰が丸まったり、歩く時に歩幅が出せず小股歩きになってしまい、膝や足首の動きが伸びづらくなっていきます。大臀筋と同様、姿勢や歩行にも関与します。

たった1つのエクササイズとは

下半身の筋力を向上させるたった1つのゴールデンエクササイズ、ズバリそれは「スクワット」です！

スクワットは、大腿四頭筋の強化に最も優れているといわれています。安定した体幹とともに、股関節と膝関節の屈曲伸展を協調的に行わないとできない、総合的なエクササイズです。

スクワットは、先述した3つの主要な筋肉はもちろんのこと、大腿四頭筋を使う時に同時に働くハムストリングスや、下腿三頭筋、

3つの鍛えるべき筋肉

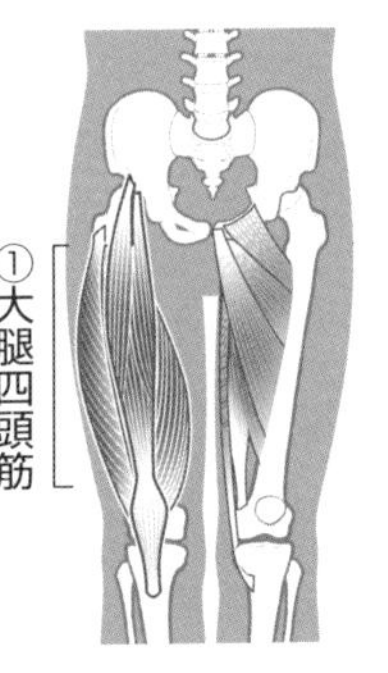

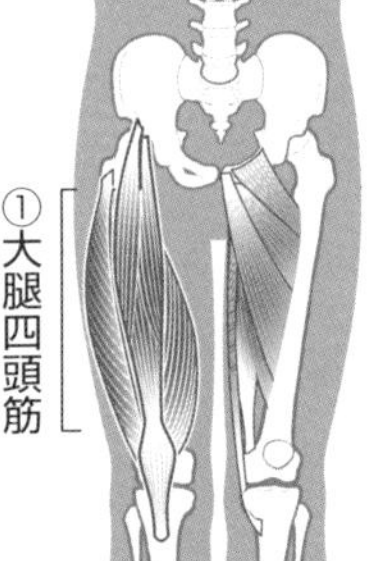

体幹を安定させる脊柱起立筋群や腹筋群など、全身の筋肉を使います。

だから、ツライ。ツライから嫌われるエクササイズです。

でも、複数の主要な筋肉をまとめて全部使えるからこそ、これが「キングオブエクササイズ」と呼ばれる理由です。スクワットに代わる種目はないと言ってもいいでしょう。

スクワットには実に様々なバリエーションがあります。その中でも今回はスプリット・スクワットを紹介したいと思います。

これは私の個人的な見解ですが、日本人は座りっぱなしの時間が長すぎると感じています。座位姿勢は股関節をずっと縮めた状態（屈曲）なので、股関節を反対方向に伸ばす（伸展）動きが必要です。これは歩行でも必要な動きです。

デスクワーカー向けのエクササイズは
P150 CHAPTER3 オフィスで簡単ヨガをしよう
ですので、立位から股関節を屈曲位で鍛える通常のスクワットでなく、後ろ脚の股関節を伸展位で鍛えることのできるスプリット・スクワットを選びました。

この一つのエクササイズだけでいいので続けてみてください。グラつく時やキツいと感じる時は、壁や手すりを支えにして行ってもOKです。

お尻を後ろへ突き出し、股関節から折り曲げるスタイルの通常のスクワットよりも、スプリット・スクワットのほうが、歩行や走行、階段昇降などの日常動作に近い股関節の使い方をしますし、スポーツなどの応用動作にもつながりやすいです。

また、より深くしゃがめるので、しゃがんだだけ太腿の膝上の部分だけでなく、内転筋や太ももの鼠径部のあたりにも効きます。そして、左右の下肢が同時に異なった動作をするため、体幹を安定させるためのコントロールがより必要になり効果が得られます。

骨盤の左右にあるASISを揃えて、骨盤をニュートラルに保つことも忘れずに。

スプリット・スクワットの注意点

①膝を内反させない：膝が内側に入ってしまい、くり返すと膝関節を痛めやすいフォーム。前膝は必ず正面に向けて、膝は足の人差し指の方向を向く。膝をねじらないように注意して曲げ伸ばしする。

②前膝がつま先より前に出ない：しゃがんだ時に前膝へ体重がかかりすぎてしまい、膝への負担が大きくなる。どうしても膝がつま先より前に出てしまう場合は、両足の縦の間隔を少し広げる。

③腰を反らしすぎない：腰椎は自然な前弯を保ちつつ、おへそと恥骨は正面に、尾骨は真下の床方向に向ける。

スプリット・スクワット

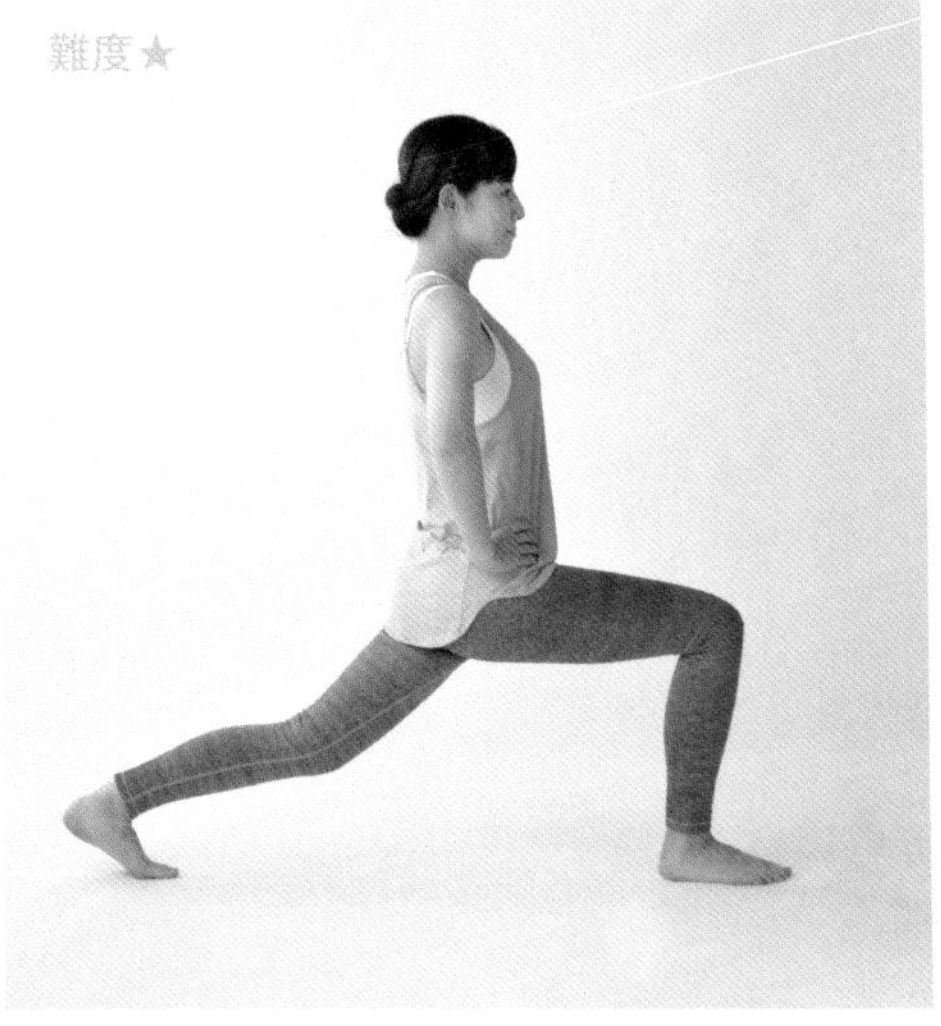

足を前後に1メートル以上開き、両膝を曲げながら腰を低く下げる。
前脚の膝は直角まで曲げ、後ろ脚の膝は床に近付けていく。
背中は床から垂直のまま、息を吐きながら5秒かけてしゃがみ、吸いながら5秒かけて元の姿勢に戻る。
左右10回ずつ1日3セット行う。

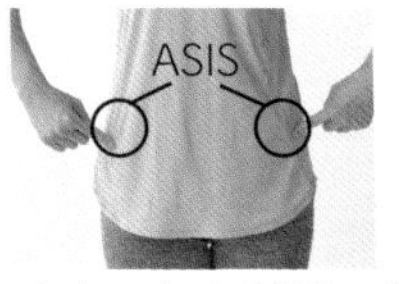

左右にあるASISの高さを揃えて。

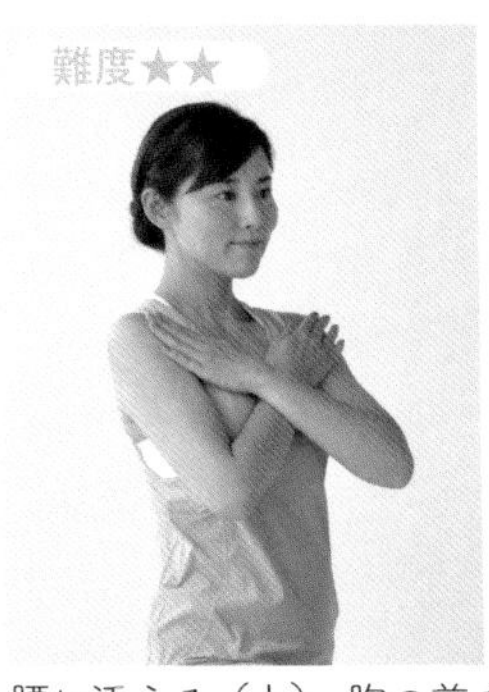

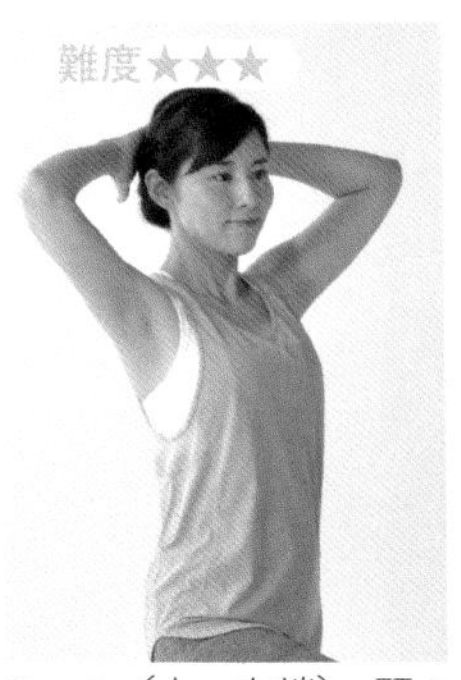

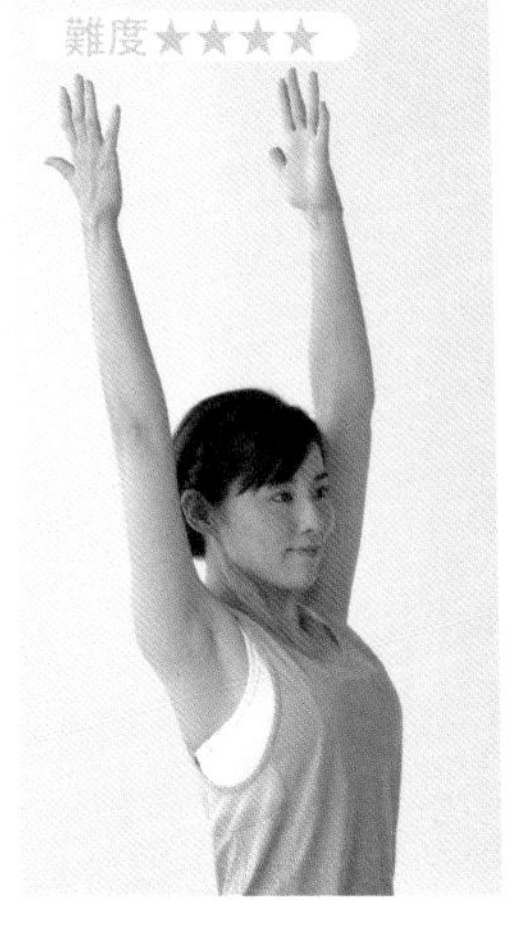

腰に添える（上）、胸の前でクロス（上・左端）、頭の後ろで組む（上中）、天井に伸ばす（右）、の順に難度が上がる。

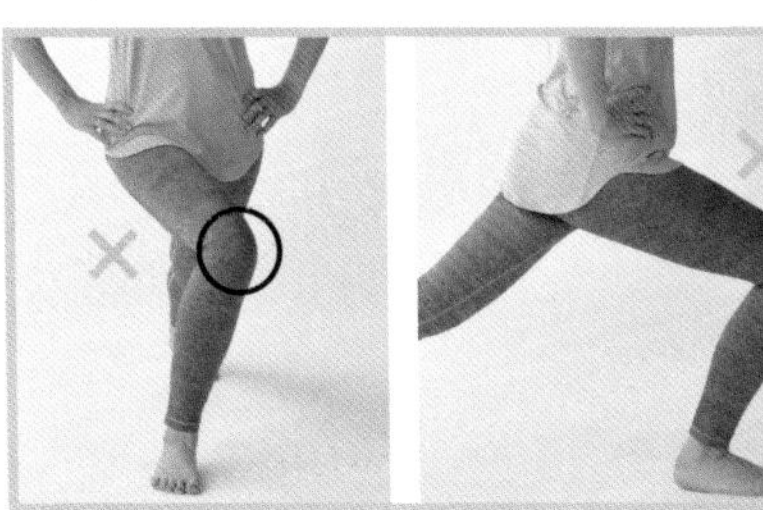

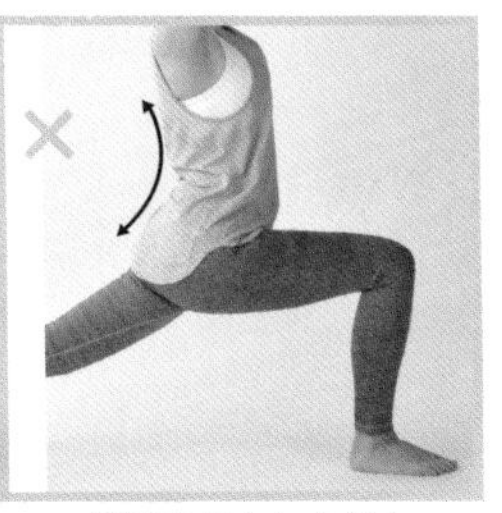

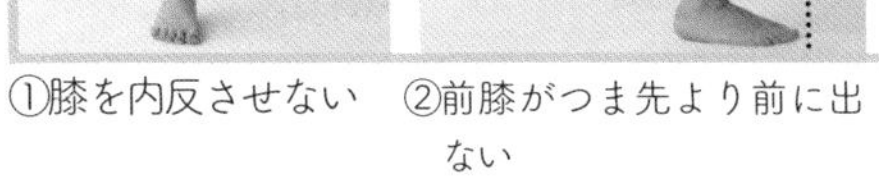

①膝を内反させない　②前膝がつま先より前に出ない　③腰を反らしすぎない

05 インナーマッスルを使おう～ヨガの呼吸を取り入れる

「ドローイン」とは Draw in

「ドローイン」（Draw in）とは、引っ込める、引いて中に入れるという意味で、おへそを背骨に近付けていくように、下腹部の筋肉を収縮させて、腹圧を高める方法です。一言でいうとお腹を凹ませることで、立っている時、仰向けや四つ這い、歩いている時、座っている時などいろんな体勢でドローインができることが理想です。

ここでは、ドローインの目的と大事なポイントをお話しします。

安全かつ効果的にヨガを行うためのみならず、日常生活を快適に過ごすためにもドローインは大切です。ぜひマスターしてください。

ドローインのメリット

・体幹が安定する・思い通りに身体を動かせる
・疲労を抑制する・けがを防止する・姿勢が良くなる
・スポーツなどのパフォーマンスが上がる
・お腹が痩せる・代謝が上がる・腰痛などの痛みが和らぐ

「ドローイン」に必要な筋肉 Draw in

ドローインを行うためには、

- **横隔膜**（ドームの上の天井）
- **腹横筋**（お腹を腹巻状に取り囲む）
- **多裂筋**（ドームの背後の壁）
- **骨盤底筋群**（ハンモック状に下を支える）

この４つの筋肉が調和して働くことが重要です。これらが腹部を囲うようにドーム状のスペースを作っていて、その腹腔内を引き締めて安定させたり、緩めて柔らかくしたりなどの働きを担っています。

この４つの筋肉からなる部分を「インナーユニット」といいます。この筋肉すべてを意識しながらドローインすることは最初は難しいので、まずは一番実感しやすい「腹横筋」の動きに注目します。腹横筋が働くと、残りの他の3筋も必ず連動して働くので安心してくださいね。

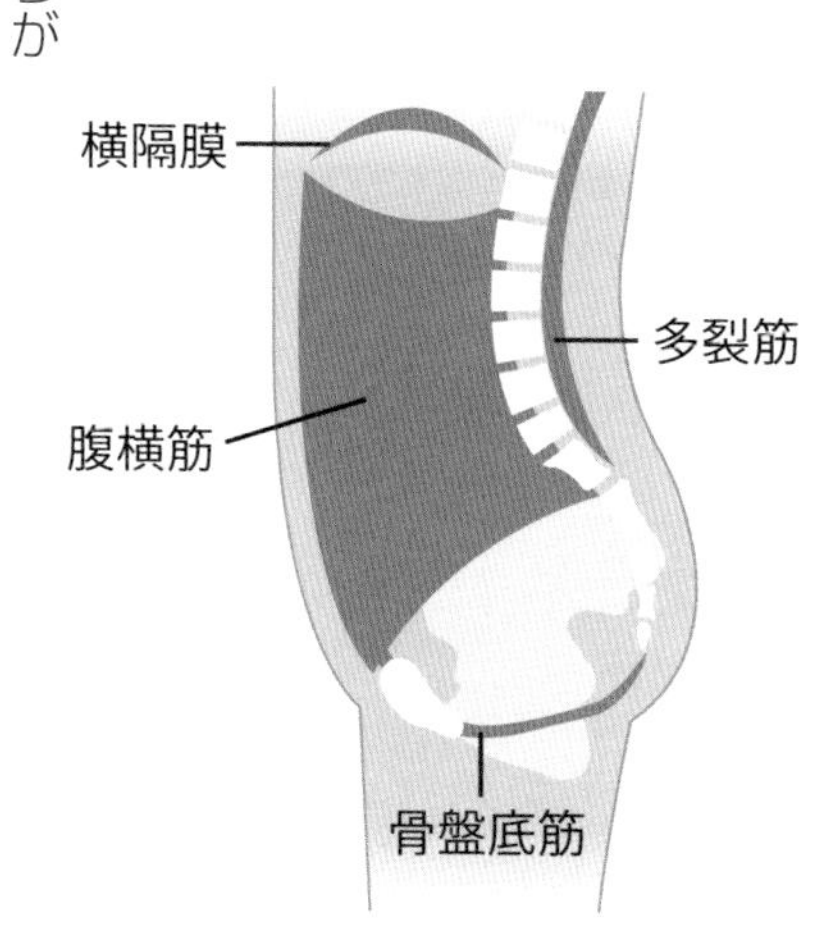

「ドローイン」をマスターしよう Draw in

腹横筋は「天然のコルセット」ともいわれており、腹巻のような筒状をしていて、お腹と腰全体を守るよう内臓に巻きついている筋肉です。筋肉の形状をまずイメージしましょう。

息を吸う時・・・お腹の力を抜いて柔らかく少し膨らませる。

息を吐く時・・・おへそを背骨に近付けていくように、お腹を薄く凹ませていく。しっかり吐き切る。この吐く時が「ドローイン」です。

P28 CHAPTER1 ⑥ドローインしよう

以下の3つの姿勢でドローインがうまくできるかどうか、チャレンジしてみましょう。

❶仰向けで「ドローイン」

ドローインを最も体感しやすいので、初めてドローインを行う人にはオススメの姿勢です。

仰向けになり両膝を立てて、骨盤の左右の腰の出っ張った腰骨（ASIS）を見つけます。そこから1～2センチ指先をおへそ寄りにずらしたあたりを、人差し指・中指・薬指の3本の指先で少し押さえます。その位置で腹横筋を触ることができます。

ドローインをマスター

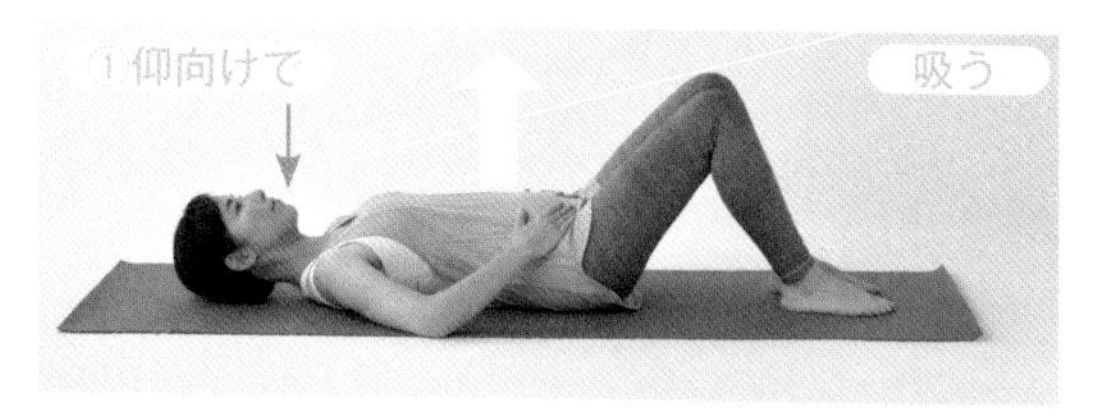

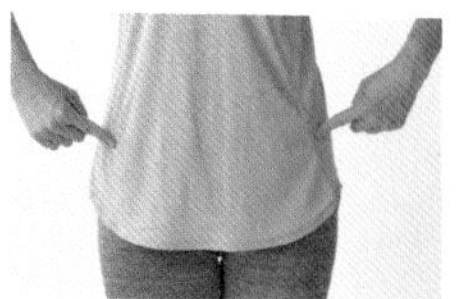

ASIS から１～２センチおへそ寄りを押さえる。

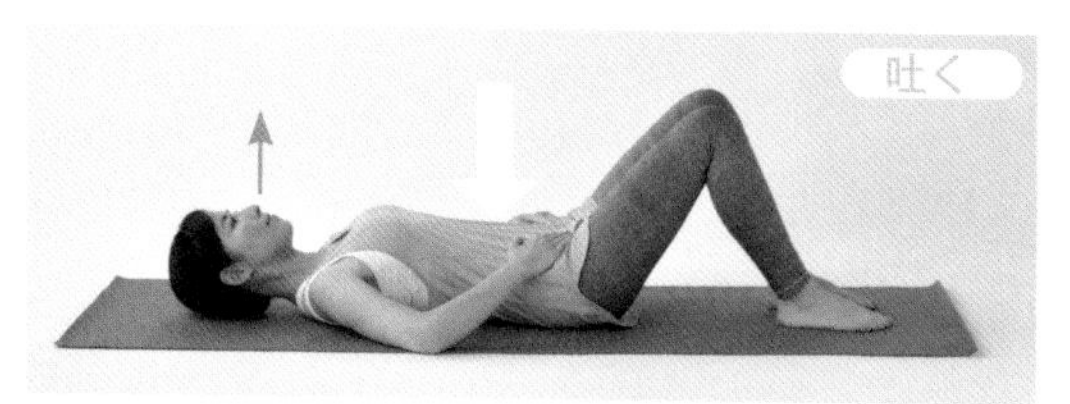

吐く時に、指先で触っている腹横筋がグーッと硬くなってきたら成功。

左右の腰骨（ASIS）を近づけていくように。

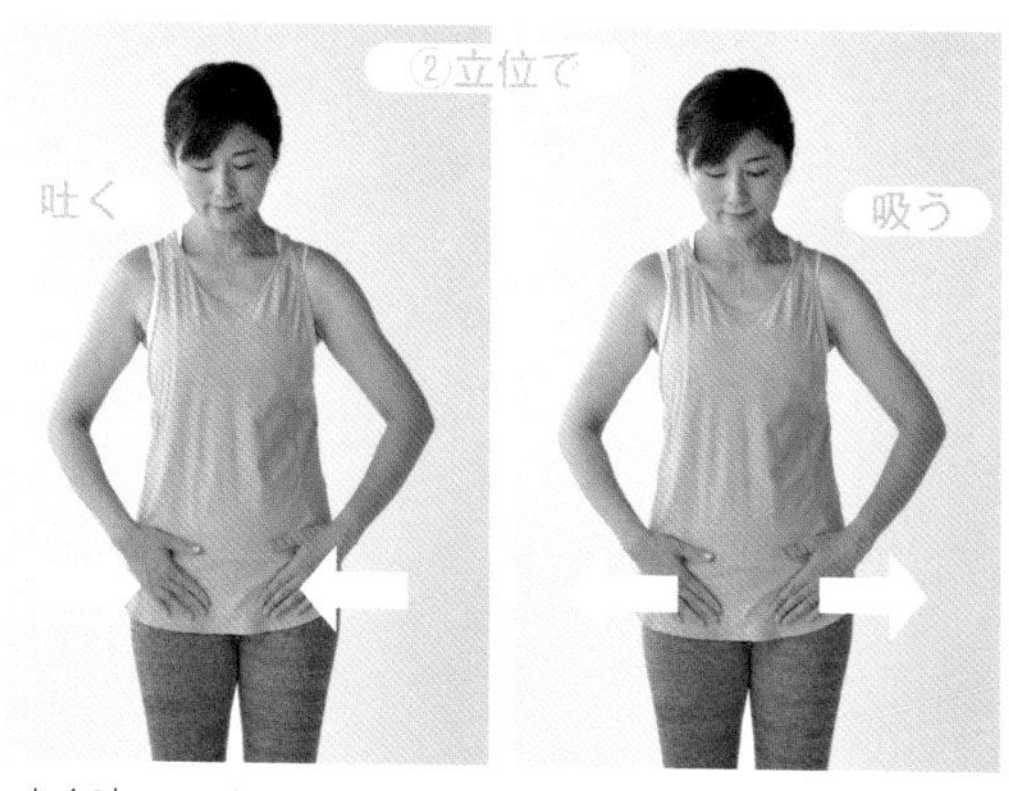

吐く時に、手のひらで触っている下腹部を引っ込めることができたら成功。

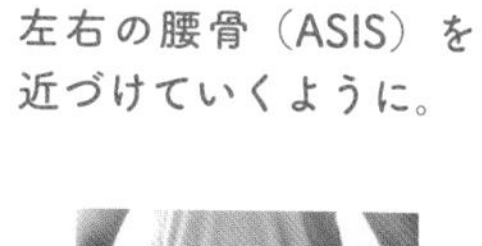

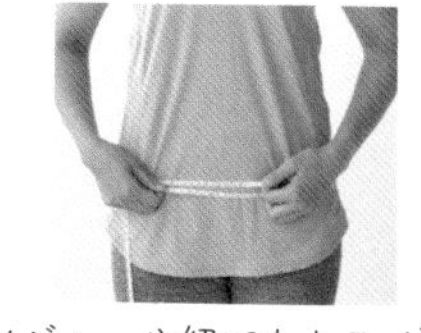

【メジャーや紐でもトライ】
おへそから5センチほど下にメジャーをお腹にピッタリ巻きつける。そこでドローインし、メジャーが緩くなるように下腹部を凹ませられたら成功。

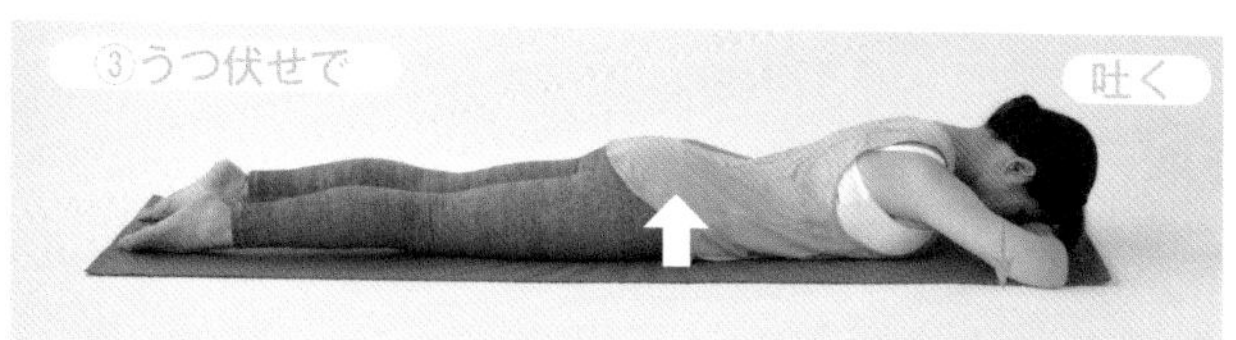

おへその下のプチトマトを自分のお腹でペチャっと潰さないように、おへそと床との間に隙間を作ろうとする感覚。

吐く息のたびに、うまく床からおへそが浮いて離れたら成功。

息を吸う時に軽くお腹を膨らませて、吐く時にお腹をできる限り凹ませましょう。おへそから下の部分、下腹部全体を薄くして背骨におへそを近付けていきます。1分間呼吸をくり返します。吐く時に、指先で触っている腹横筋がグーッと硬くなってきたらドローインができているので成功です。

硬くなっているのかどうか、イマイチわからない時は、「コホン」と咳払いしてみましょう。今触っている腹横筋が、咳をした瞬間に硬くなったはずです。息を吐く時にその状態を再現しようとすれば良いのです。

❷立位で「ドローイン」

立った状態で、おへその少し下の下腹部に手のひらを当てます。吸う時に軽くお腹を膨らませて、吐く時にお腹を凹ませましょう。1分間呼吸を続けます。吐く時に、手のひらで触っている下腹部を引っ込めることができたら、ドローインができています。肩や胸に余計な力が入っていないか、注意しましょう。力が入るのは腹横筋だけです。

メジャーか紐、ヨガベルトでも確認できます。お腹の正面だけでなく、お腹のサイドも細くするように意識します。お腹に腹巻を巻いているつもりで、息を吐く時はその腹巻をキューッとひと周りもふた周りも細くしていくようなイメージです。

❸うつ伏せで「ドローイン」

うつ伏せになります。この時おへそはペタッと床に密着していますよね。そこから一度息を吸って、吐く時にお腹を凹ませて、おへそを床から離すようにします。1分間呼吸を続けます。息を吐くたびに、うまく床からおへそが浮いて離れれば、ドローインができています。

ドローインは、安全かつ効果的に身体を動かすために、そして日常生活を快適に過ごすためにも必要不可欠です。ドローインを全力で行った場合を10としたら、立っている時は3、歩いている時は5、階段を登る時は7くらいの力で普段から意識できると良いでしょう。自然と高まっていくのが理想です。お腹を固めないよう、軽く力を入れつつ呼吸や会話ができる程度で。

そして、ドローインしている時と、していない時との違いにまず気付いてください。ヨガやピラティス、スポーツやトレーニングを行う時など様々なシーンで有効です。ドローインした時の安定感や力強さ、片脚で立った時のバランス感覚の違い、そして疲労感や持久力の違いをぜひ体感してみてください。

また日常生活でも、階段を登る、重いものを持ち上げる時など、ドローインを意識するとしないとでは、同じように違いは明らかだと思います。

ドローインが正しくできるようになると、これからの日常生活や身体を動かすことがより楽しく心地良いものになるはずです。

06 深呼吸しよう～深呼吸にはメリットがたくさん

深呼吸のメリットとは

私たちは、呼吸なしでは生きられません。それにも関わらず、多くの人は今まで呼吸についてきちんと学んだ機会がなかったのではないでしょうか。

冒頭でもお話しましたが、姿勢もそうでしたね。

さて、普段無意識に行っている呼吸と、意識して行う深呼吸との違いなど、ここでは深呼吸の大切さについて、詳しくお伝えしたいと思います。

深呼吸のメリット

呼吸筋の活性化 / 心肺機能の向上 / 胸部の柔軟性の向上
免疫力の強化 / 頭痛・肩こり・腰痛の緩和
美肌効果 / 体幹の安定 / 姿勢の改善
代謝の向上 / 安眠効果 / 自律神経の調整
尿もれ予防 / リラックス効果 / 感情のコントロール

安静呼吸と深呼吸とは

呼吸には、大きく2種類あります。この2つの呼吸の違いを知り、使い分けることがポイントです。

- **安静呼吸**：日常で無意識のうちに自然に行っている呼吸
- **深呼吸**：意識して行う深くゆっくりした呼吸

私たちは、肺を使って空気の出し入れをしていますが、実は肺は自力で動くことができません。なぜなら肺には筋肉がないからです。ではどうやって肺が動くかというと、横隔膜や他の呼吸筋が働くことで初めて、肺が膨らんだり縮んだりすることができるのです。

肺だけでは動かないって意外ですよね。ですので、正しく呼吸するためには、これだけの呼吸筋をしっかり使ってあげる必要があるのです。

呼吸筋は、安静呼吸ではほとんど使われていません。深呼吸することによって、呼吸筋が働くのです。深呼吸によって先ほどあげたような様々なメリットが得られるのは、深呼吸でこれだけの呼吸筋が活動することが理由の一つだと考えられます。

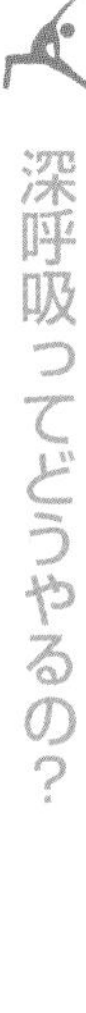
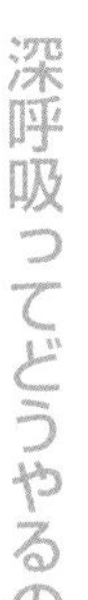

深呼吸ってどうやるの？

「胸式呼吸？　腹式呼吸？」「鼻から吸うの？　それとも口から？」

あまり難しいことは考えずに、普段何気なく行っている呼吸を、意識的にゆっくりと、深く行うということからスタートしましょう。

その深呼吸の時に、おさえておきたいポイント3つを紹介します。

①鼻から吸って鼻から吐こう

鼻で呼吸をすることで、主に以下の3つの利点があります。

- **濾過（ろか）機能**：鼻毛や粘膜がフィルターの役割をして、外気中にあるホコリや細菌、ウイルスなどの侵入を防いでくれます。
- **加湿機能**：鼻腔は湿っているので乾燥した外気を加湿して、ウイルスや細菌を体内に入る前に排除してくれます。鼻から吐くことで口の中の乾燥も防ぎます。
- **加温と脳の冷却機能**：鼻呼吸によって外気が肺に到達するまでに加温されて、ガス交換の効率が上がります。脳と近い鼻から息を吸うことで脳の冷却をサポートする役割があるそうです。

ただ鼻詰まりなど鼻症状がある場合は辛いので、無理せず口で呼吸してくださいね。ちなみに、ヨガでは鼻から吸って鼻から吐きますが、ピラティスでは鼻から吸って口から吐きます。

②5秒で吸って5秒で吐こう

普段無意識に行っている安静呼吸は、1分間で約12回です。つまり2.5秒で吸い、2.5秒で吐いています。深呼吸では、大体その倍の時間をかけます。つまり、5秒で吸って5秒で吐きます。これによって呼吸筋が鍛えられ、呼吸機能の向上が期待できます。また副交感神経を優位にするのでリラックス効果をもたらし、ストレスを和らげてくれます。

③肋骨の上部と下部を膨らまそう

肋骨は、息を吸う時に「上下」方向と「左右」方向に拡大します。肋骨が風船のように全体的に大きく膨らむようなイメージをしながら、自分の肋骨を触りながら深呼吸を練習してみましょう。

深呼吸にはたくさんのメリットがあります。深呼吸するうえで、実践してほしい3つのポイントをお伝えしました。

これを意識するだけで、さらに深呼吸の質が上がり、最初にあげた数々の恩恵にあずかることができるでしょう。

何気なく行っていた毎日の呼吸に、ぜひこの深呼吸を取り入れてみてくださいね。

深呼吸

上下の動き（肋骨の上部）

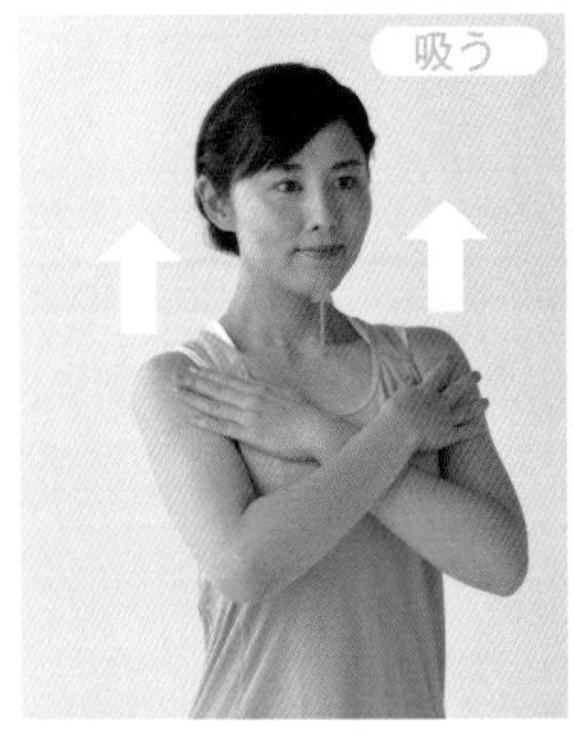

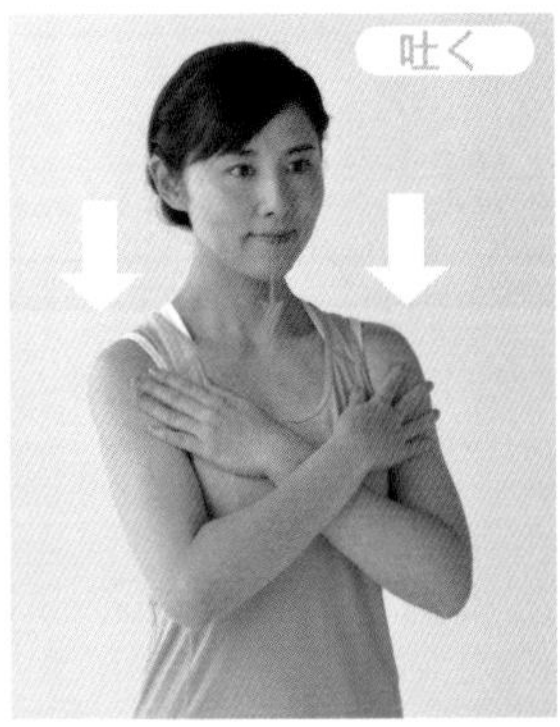

両手をクロスして鎖骨の下に手のひらを当てる。
息を吸った時に肋骨が上方向に上がり、吐いた時に肋骨が下がる。
手のひらを当てている部分に呼吸を入れるつもりで、５秒で吸って５秒で吐く深呼吸を５回行う。

左右の動き（肋骨の下部）

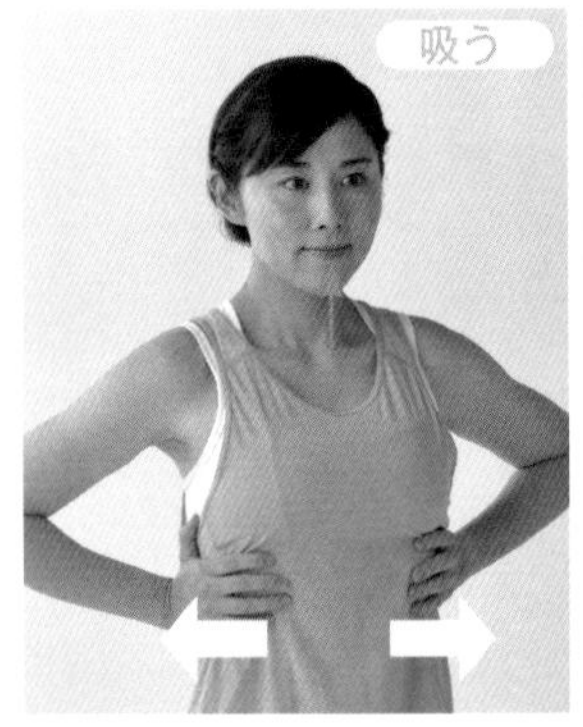

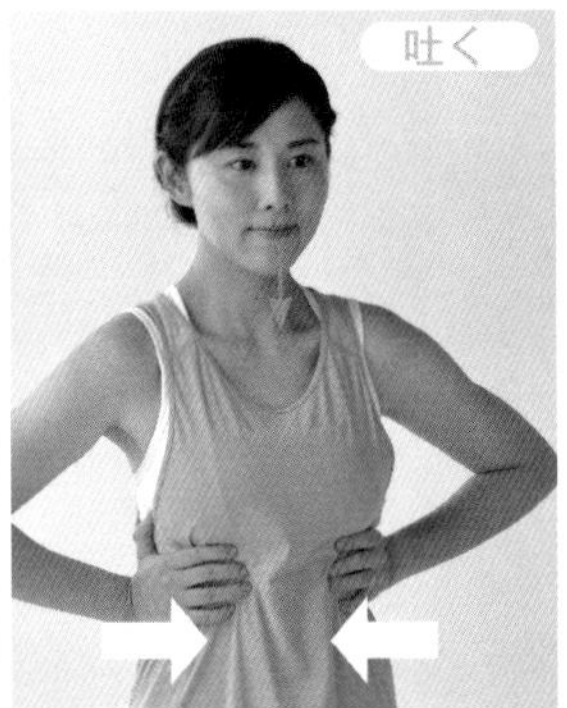

ウエストよりも上あたりの肋骨の下のあたりに手のひらを当てる。
息を吸った時に肋骨が左右に広がり、吐いた時に肋骨が小さく縮む。
手のひらを当てている部分に呼吸を入れるつもりで、５秒で吸って５秒で吐く深呼吸を５回行う。

CHAPTER

3

［お悩み別］ウェルエク10

ウェルネスのためのエクササイズ

Exercise for Wellness

01 肩こり

「なぜ肩が凝るの？」その理由は、長時間の不良姿勢や、重い頭部を支えている首と2本の腕の重さが肩に集中するためだと考えられます。

肩こりとは何か

肩こりは、首から肩甲骨にかけてこわばりや硬直感、鈍痛などを生じる症候名です。「こ（凝）り」の正体は筋肉の疲労で、常に筋肉が緊張した状態が長引いていることが原因です。

例えば、筋力トレーニングをする時に、同じ筋肉に連続して負荷をかけると、疲労が蓄積して徐々にだるくなっていきます。そこで筋トレを休止するとすぐに「だるさ」は取れますが、肩こりの場合は、不良姿勢や頭部と腕の重さなどによって、休むことなく常に筋肉が緊張している状態にあるので、だるさがずっと残り続けます。それが肩こりです。

また、筋肉の中には血管が流れていて、筋肉が緊張して硬くなることで血管が狭くなります。

血管が狭くなると酸素などの栄養分の循環が悪くなり、疲れを感じる疲労物質や、痛みを感じる発痛物質が筋肉内に停滞するようになります。その結果、肩に重だるさや痛みを自覚することで、肩こりのような症状があらわれるのです。

肩こりの原因になる筋肉は

肩こりを起こす筋肉は、僧帽筋の上部・肩甲挙筋・菱形筋です。

3つの筋肉すべてが肩甲骨についているので、肩こりに対するアプローチは肩甲骨に着目するのがポイントです。

ほかにも原因となる筋肉は、大胸筋・小胸筋・胸鎖乳突筋など。

大胸筋は胸の前面に大きく広がり、小胸筋は大胸筋の深層で鎖骨の下のあたりに、胸鎖乳突筋は首の前面に左右ある筋肉です。

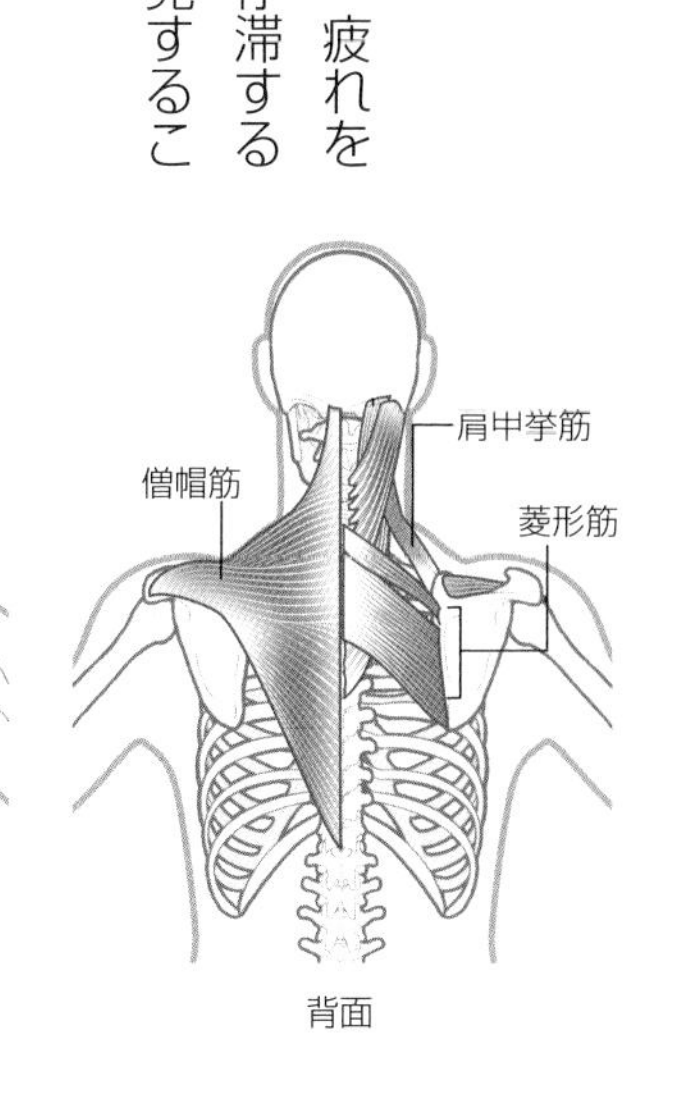

背面

胸鎖乳突筋

正面

小胸筋

大胸筋

正面

肩こりを2つのタイプに分けてみる

肩こりの人の姿勢は人それぞれで一概には言えませんが、ここでは2つのタイプに分けてみたいと思います。

①「猫背」タイプ

「猫背」は、肩こりの人に多い姿勢です。姿勢を横から見た時、頭の位置が肩よりも前に出ています。頭部が前方にあるということは、首の後ろの筋肉が引っ張られながら頭の重さを支える必要があり、その緊張状態が続くと結果的に肩こりを引き起こします。

僧帽筋上部、肩甲挙筋、菱形筋・・・常に伸ばされている状態

大胸筋、小胸筋、胸鎖乳突筋・・・常に縮んでいる状態

②「胸張り」タイプ

立ち姿もキレイで一見姿勢は良いようですが、肩こりを自覚している人がこちら。ヨガやバレエの愛好家にありがちな印象です。良い姿勢を保とうとして、両肩を必要以上に後ろに引いて胸を張りすぎることで、胸椎本来の自然な後弯がなくなり胸椎がストレート、もしくは前弯してしまっているのです。「いつも姿勢良いねと言われるけど、実は肩こりです」という人はこのタイプかもしれません。

大胸筋、小胸筋…常に伸ばされている状態
菱形筋…常に縮んでいる状態
僧帽筋上部、肩甲挙筋…どちらの可能性もあり

理想的な姿勢とは

本来の背骨は、横から見た時に頚椎は前弯、胸椎は後弯、腰椎は前弯、仙骨と尾骨は後弯のS字カーブを描いていることが理想です。そして上半身は、耳垂（耳たぶ）と肩峰と大転子が、床から引いた垂直線上に一列に並んでいることが良いとされています。

👍P20 CHAPTER1 ②鏡や写真で正しい「姿勢」をチェック

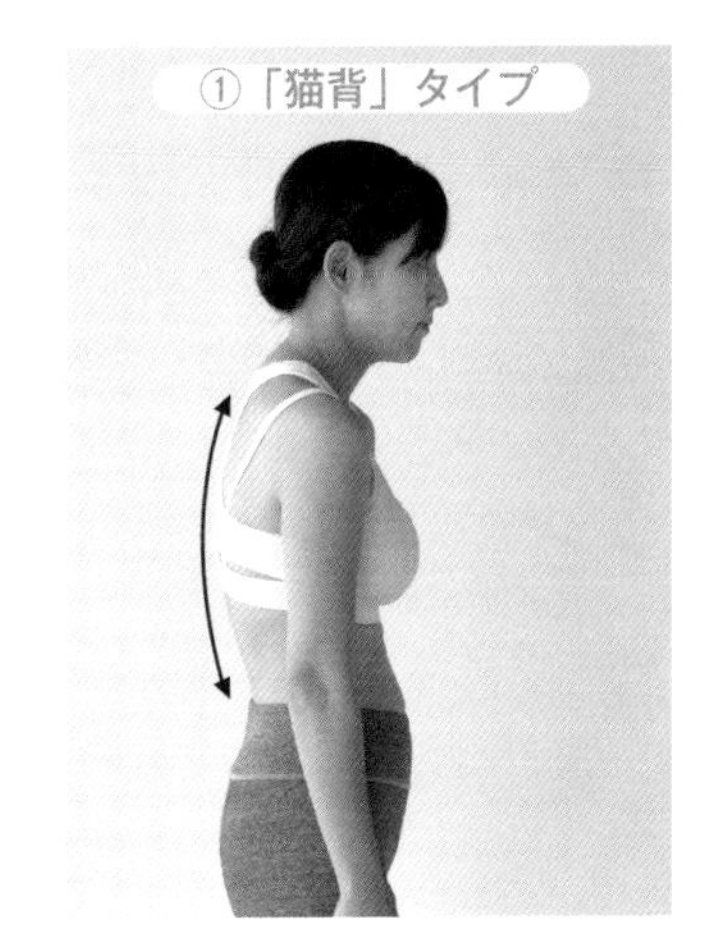

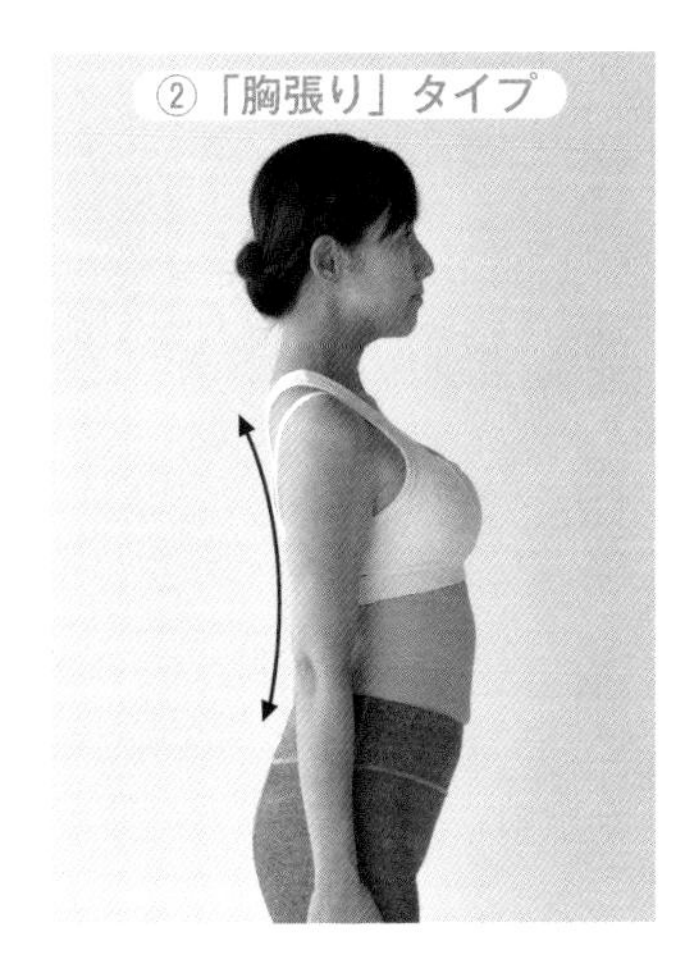

肩こりはストレッチだけじゃダメ

「凝っている筋肉はストレッチして伸ばせばいい」と思いがちですが、それでは肩こりは治りません。また、マッサージして揉むことも良いですが、深層筋まで届きにくく一時的な効果でまたすぐに元に戻りやすいです。

そもそもその筋肉が伸びた状態で固まっているのか、逆に縮んだ状態で固まっているのかを理解しましょう。

例えばパソコンやスマートフォンを見る時は、顔が前に傾き、肩も腕も身体の前にきます。「猫背」タイプの姿勢ですよね。

すると、首の後ろから肩甲骨にかけての僧帽筋上部、肩甲挙筋、菱形筋は伸ばされた状態にあります。

もうすでに伸ばされ続けているこれらの筋肉を、ストレッチでさらに伸ばしてもあまり意味がないことがイメージできるでしょうか?

逆に、身体の前側の筋肉である大胸筋・小胸筋・胸鎖乳突筋は、縮んだ状態で固まっています。伸ばされ続けている筋肉も、縮み続けている筋肉のどちらも、その状態が続くと血行が悪くなり、こりにつながります。そのこりをどうすれば解消できるかというと…

- **大胸筋・小胸筋・胸鎖乳突筋**：縮んで固まっている筋肉は、ストレッチで伸ばせばOK
- **僧帽筋上部・肩甲挙筋・菱形筋**：伸びて固まっている筋肉は、ストレッチだけではNG

前述した通り、伸ばされて固まっている筋肉を静的ストレッチでさらに伸ばしても意味がないのです。筋肉を動かさないことで固まっているのだから、動的ストレッチで積極的に筋肉を伸ばしたり縮めたりして、血液の循環を高めることが最善の対策になるということです。

CHAPTER1でお伝えたように、ストレッチには、静的ストレッチと動的ストレッチの2種類があります。双方の良いとこどりで、肩こり解消のエクササイズをやってみましょう。

①動的ストレッチ

まず4つの動的ストレッチで積極的に筋肉の伸び縮みをくり返すことで、筋肉を温めて循環を整えましょう。反復してその動作をくり返すことがポイントです。

❶肩回し

肩甲骨についているたくさんの筋肉を、まとめて一気に動かします。これで肩甲骨周囲の筋肉の循環が非常に良くなります。「肩回し」ですが、回すのは肩甲骨という点がミソです。

❷肩すくめ

肩こりの一番の原因筋である、僧帽筋上部と肩甲挙筋の収縮と弛緩のくり返しを行います。この2つの筋肉を近づけると、その後に筋肉の性質上緩もうとする反射が起こるので、その性質を利用しています。

❸羽ばたき

菱形筋の収縮と弛緩のくり返しを行います。意識するのは、左右の肩甲骨の間です。肩甲骨が背骨に近付く動きと、肩甲骨が左右に離れる動きにしっかり注目しながら行います。

肩こり解消　①動的ストレッチ

❶肩回し

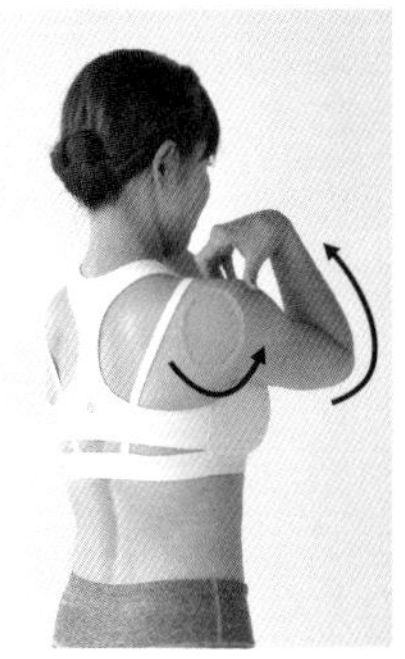
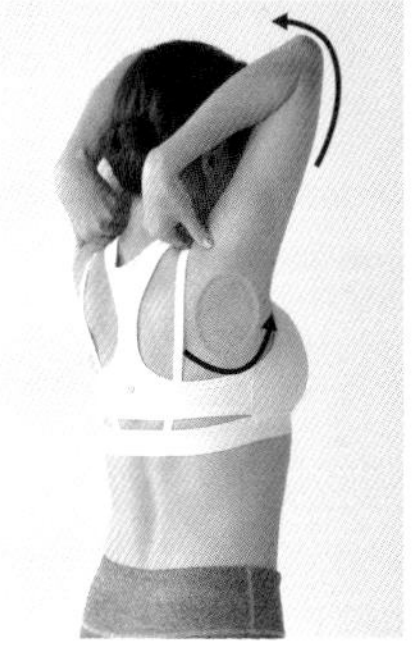
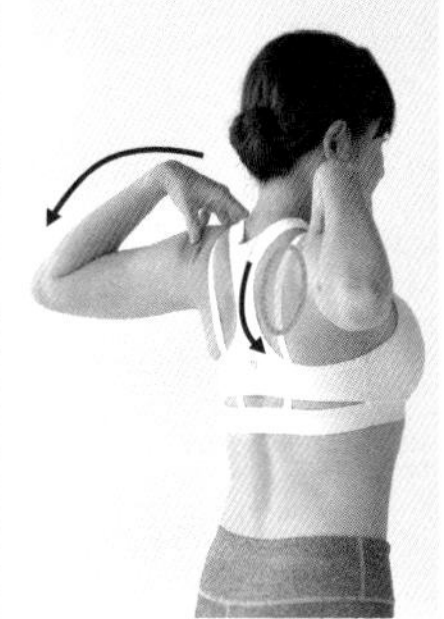
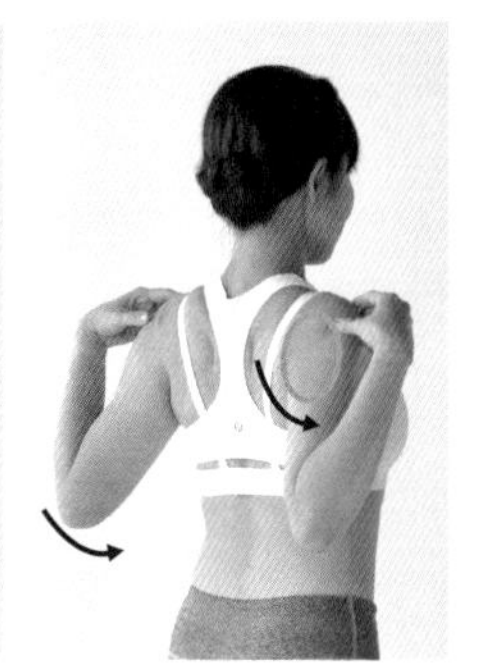

肘の先で正円を描くようゆっくりと回す。
左右の肩甲骨が寄ったり離れたり、肩甲骨が肋骨の上で円を描くよう大きくスライドして動くのを感じて。前からと後ろから× 10 回行う。

❷肩すくめ

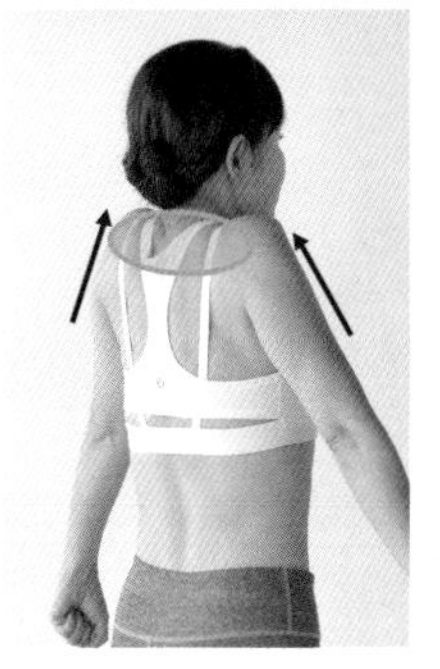
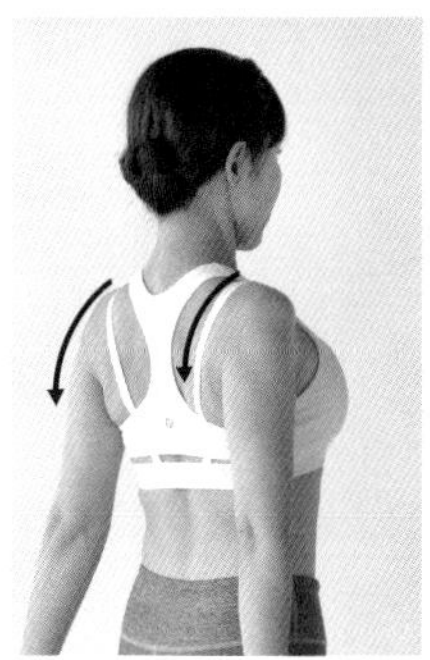

両肩をすくめるようにして耳に近づけ、一度目いっぱい縮める。
両肩をゆっくりと力を抜いて下ろす。
この上げ下げを 10 回行う。

❸羽ばたき

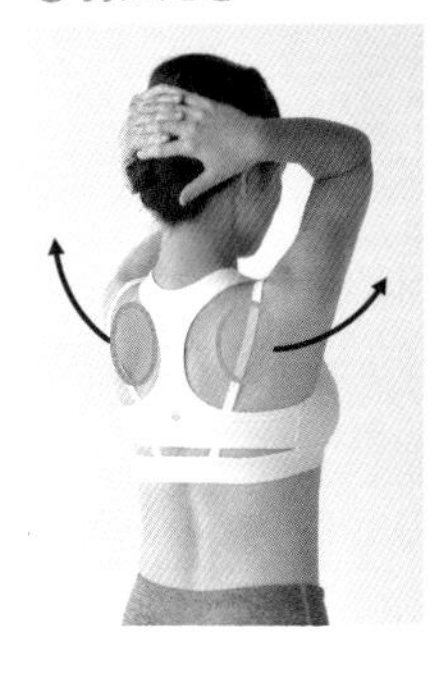
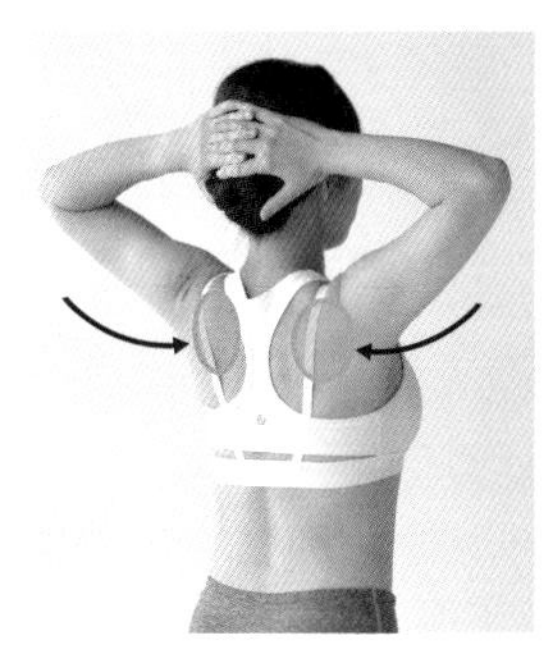

両手を頭の後ろで組み、両肘を大きく左右に開く、閉じるをくり返す。
この動きを 10 回行う。

②静的ストレッチ

動的ストレッチにより筋肉内の血行が良くなったところで、今度は3つの静的ストレッチをすることでゆっくりと静かに時間をかけて筋肉を伸ばします。

❶首の前側伸ばし

胸鎖乳突筋をストレッチします。「猫背」「胸張り」タイプどちらもオススメです。頭を後ろに倒すことよりも、首の前側の伸びを感じることが大切です。

❷胸伸ばし

大胸筋と小胸筋をストレッチします。「猫背」タイプの人にオススメです。両腕を外回しすることで、より縮まった胸の前がしっかり伸びます。

❸背中丸め

菱形筋をストレッチします。「胸張り」タイプの人にオススメです。ポイントは、背中全体を丸めるのではなく、バストの中間を引っ込めるように丸めます。

肩こりのメカニズムや身体の仕組みがわかると、エクササイズもより効果的に実践することができます。辛くて重い肩こりとバイバイできるといいですね!

なお、肩こりの症状の中には病気が潜んでいることもあります。心配な場合は、自己判断せず早めに医療機関を受診してください。

肩こり解消　②静的ストレッチ

❶首の前側伸ばし

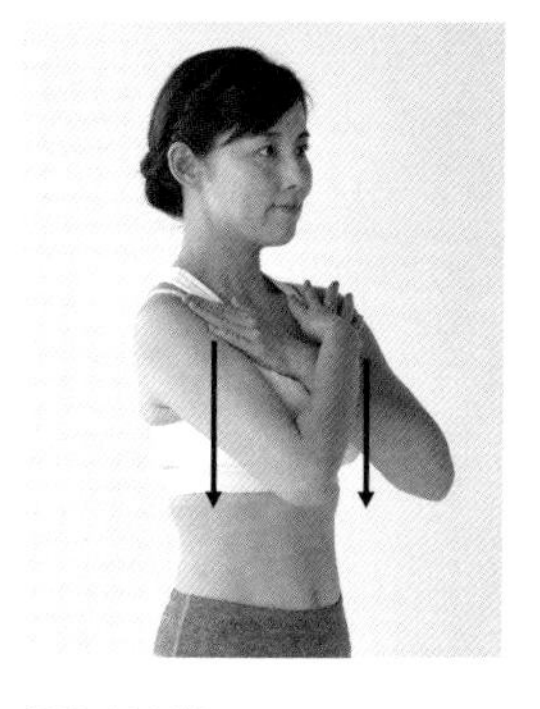

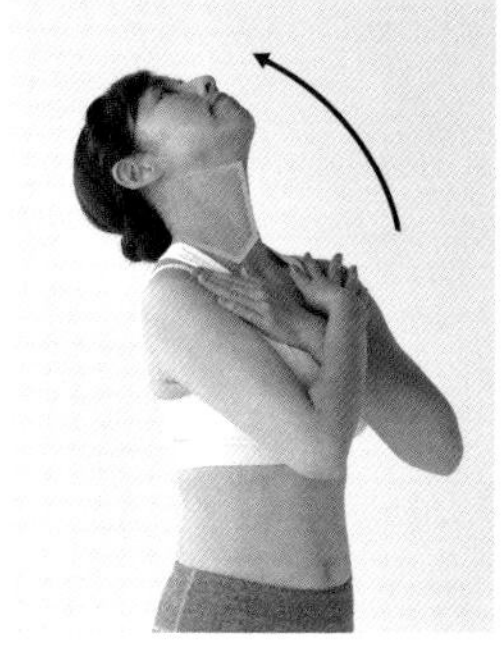

鎖骨の下あたりに両手のひらを添えて、撫で下ろすようにして、ゆっくり見上げる。
10秒キープを3回くり返す。

❷胸伸ばし

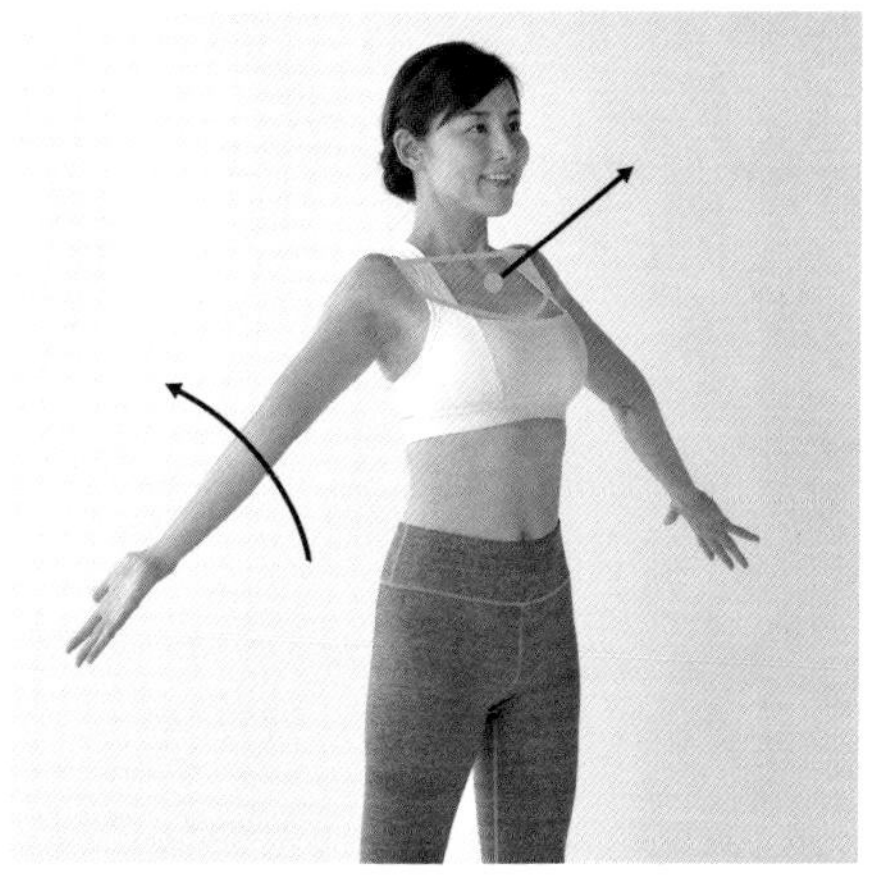

バストの中間を、天井に向けるような気持ちで開く。
10秒キープを3回くり返す。

❸背中丸め

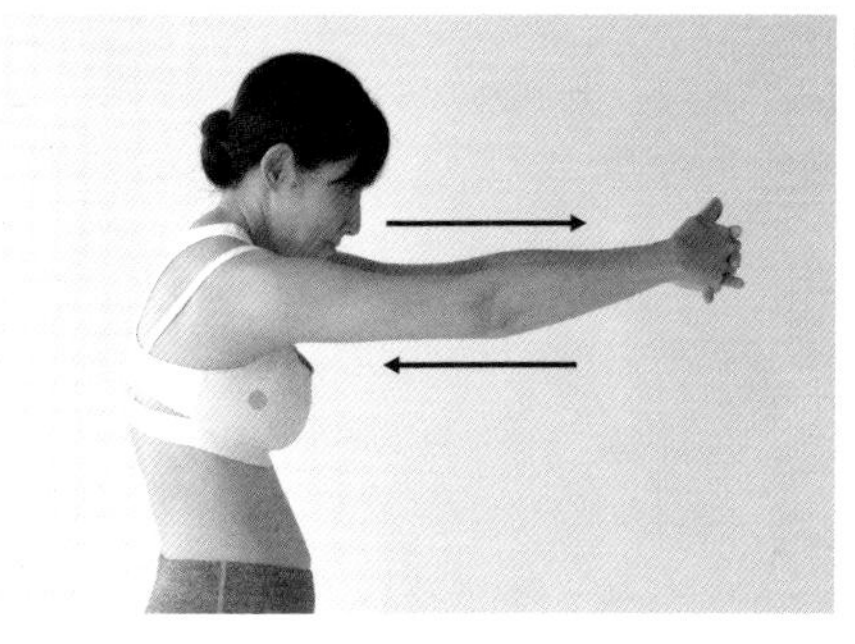

両手を正面で組み、前に伸ばす。
10秒キープを3回くり返す。

02 腰痛

腰痛とは

腰痛を患っている人は全国で2800万人、なんと全人口の4分の1にも及ぶ人たちが悩んでいるのが現状です。また、日本国民の80%が一生に一度は腰痛を経験しています。かくいう私自身も、妊娠中に歩けないほどひどい腰痛に悩まされた1人です。

腰痛は、大きく2種類に分けられます。

一つは、原因のはっきりしている「特異的腰痛」です。筋肉や靭帯、骨、軟骨などの損傷によって痛みが出るケースで、レントゲンやMRI画像などで原因が明確にわかります。腰椎椎間板ヘルニア、腰部脊柱管狭窄症などが代表的な疾患です。

もう一つは、原因がはっきりしない「非特異的腰痛」です。画像上何か損傷などがあるわけではなく、医学的に原因がわからない痛みです。ぎっくり腰などが当てはまります。

実は腰痛のうちの85%は、後者の原因の特定できない「非特異的腰痛」です。身体のどこかが壊れているわけではない「非特異的腰痛」は、不良姿勢、不良動作、筋力不足、柔軟性の不足、心理的ストレスなどが引き金になり痛みが出ると考えられています。

腰痛にヨガやピラティスは有効か

答えはYESです。

ヨガのポーズにもピラティスのエクササイズにも、腰痛にとても効果的なものが多くあります。実際インターネットで「ヨガ　腰痛」または「ピラティス　腰痛」と検索してみると、「腰痛に効果的なポーズやエクササイズはコレ!」といったようにたくさん紹介されています。

ただ、腰痛に悩む患者さんと毎日お会いしている私の立場から言わせてもらうと、腰痛は人によって症状や治療法が全く異なるため、ひとくくりに「腰痛に効くのはこのポーズです!」と言い切ることは絶対に不可能だと思っています。

腰痛は、十人十色です。

例えば、うつ伏せで背中を反らすコブラのポーズで腰痛が改善する人もいれば、逆に悪化する人もいるのです。医療的知識が不十分なまま、インターネットなどの情報を鵜呑みにしてしまうのは、とても危険だといえます。

私がまだ、ヨガやピラティス講師養成スクールに通っていたころ、先生が「ヨガで出た痛みはヨガで治せる」「ピラティスを続けていると腰痛は治る」と話していましたが、現実は「そうは言い切れないな」と感じている今日この頃です。今腰痛で悩んでいる、その人個人にピッタリのポーズやエクササイズを、オーダーメイドで的確に選択することが大事だからです。

腰痛の原因とは？

腹筋が弱い、背筋が弱い、股関節や脊柱の柔軟性が足りない、もしくは柔軟性が過剰、インナーマッスルが使えていない、反り腰や猫背などの不良姿勢、座りっぱなしや立ちっぱなしも含めた、普段くり返しがちな動作や姿勢……などなど、腰痛の原因はいろいろ考えられます。一人ひとり原因は違い、原因が一つではない場合もあります。

しかし、これでは腰痛の人へのアドバイスにはならないので、ここでは腰痛にオススメのストレッチを紹介します。

大抵の人の場合、腰痛は腰を丸めると痛みが軽減するため、腰背部を固めて丸くしようとする傾向があります。腰を伸ばそうとしたり、反らす動きは痛みが出やすいので、ゆっくり慎重に進める必要があります。

まずは、硬くなった腰背部を臀部から徐々にストレッチしていき、コアの筋肉である腹横筋を使えるように練習し、腰背部ではなく、腹部で固定して日常動作が行えるような身体作りを目指していくというステップが大切です。

次のステップでは4つのストレッチを紹介します。

最初のうちは痛みが出現することがありますが、10秒20秒とストレッチをキープしているうちに痛みがわずかでも下がってくるようなら、そのストレッチの効果があるといえます。逆に10秒20秒経過するうちにどんどん痛みが増すようなら、そのストレッチは今の身体の状態には向いていない可能性があるので、やらないほうがいいです。

自分の体調に合わせて、トライしてみてください。

腰痛のための4つのストレッチ

ストレッチは、仰向けでできるヨガのポーズから選びました。それぞれ1分間なので、たった4分で終了します。最後の仕上げにドローインを行い、計5分間のメニューを1日3回続けてみましょう。

❶ガス抜きのポーズ（パヴァナムクターサナ）

仰向けで、両膝を曲げて両手で抱えます。余裕があれば、小さく左右に揺れながら1分間キープします。

❷ワニのポーズ（ジャタラパリヴァルタナーサナ）

仰向けで、左膝を胸に引き寄せます。その曲げている膝を右手で外から持ち、右脚の外側へと倒しながら、腰から下をねじります。できる限り両肩は床に付けたままで、左膝を床に近づけます。腰からお尻や太ももまで伸びていきます。30秒キープして反対脚も行います。

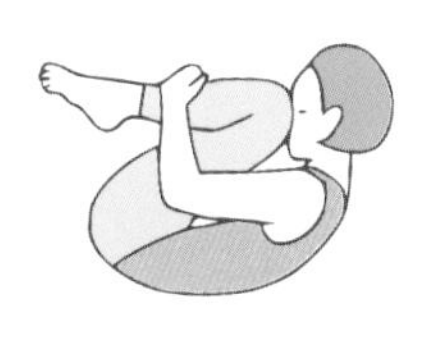

❶ガス抜きのポーズ

❷ワニのポーズ

❸針の穴のポーズ（スチランドラーサナ）

仰向けで、両膝を立てます。左足首を右膝に乗せ、左脚はあぐらをかくようにできるだけ開きます。右手は右ももの外側から、左手は左ももの内側から伸ばして、両手を右膝の裏で組みます。右膝と左スネを胸に引き寄せます。左のお尻の外側が伸びるはずです。30秒キープして反対脚も行います。

❹もも裏のストレッチ

タオルの両端をそれぞれ片手で持ち、右足の裏にタオルを引っかけて脚を天井に向けて伸ばします。30秒キープして反対脚も行います。

❺ドローイン　Draw in

仕上げに、ドローインを1分間行いましょう。

腹横筋は腹部のインナーマッスルで、体幹の中で最も重要です。「天然のコルセット」ともいわれます。腰椎を支えている腹横筋をうまく働かせられるようになるだけで、腰の負担が軽くなります。

👍P78 CHAPTER2　①仰向けで「ドローイン」

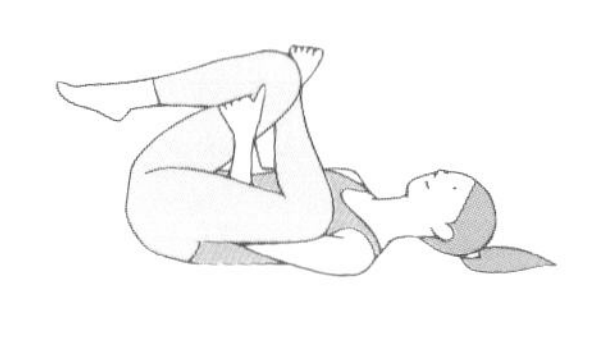
❸針の穴のポーズ

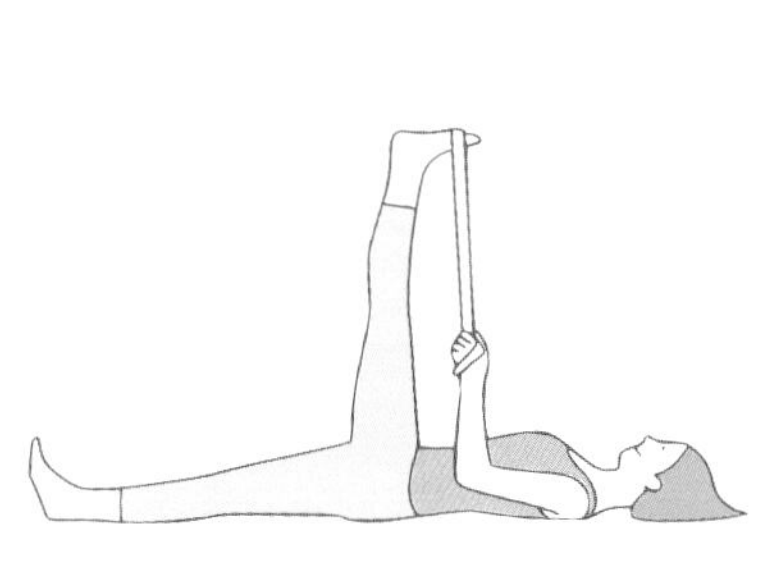
❹もも裏のストレッチ

常に良い姿勢をキープするのは間違い

デスクワークなどで猫背姿勢になったり、ソファーのようなイスにもたれかかるように座った姿勢が悪い姿勢だということは、もう誰もがおわかりだと思います。では逆に、良い姿勢をずっと続けていれば腰痛は生じないのでしょうか?

答えはＮＯです。

問題は悪い姿勢をとることだけでなく、「姿勢を変えないこと」だからです。

私は、２００６年にニューヨークで全米ヨガアライアンスを取得しました。その第１回目の講義での冒頭のメッセージが、「形を変えること」でした。

「常に形を変えていくこと」それがヨガの始まりであり、すべてのエネルギーだと教えられたのです。

あまたあるヨガのポーズの起源は、何時間も何日も神様に祈るために、座位や立位など次々と安定した姿勢を求めていったところにあるといわれています。

そこからもわかる通り、常に正しい姿勢をキープすることが良いことではなく、こまめに姿勢を変えることが重要です。長時間同じ姿勢の作業をする際は、時々立ち上がったりストレッチをしたり、伸びをしたり歩いたり、姿勢を変えるといった「リセット」をする時間を設けることが大切です。

そうすることで、筋肉内の循環が改善されて、疲労物質や発痛物質が滞りにくくなります。これは、腰痛だけでなく肩こりにもいえることです。

座りっぱなしのリスクや対処法については、

👍P148 CHAPTER3 10座りっぱなし
を読んでみてください。

今回は、腰痛のためのストレッチを紹介しましたが、本来、腰痛の予防や改善のためには、ストレッチだけではなく筋トレや姿勢修正、歩行修正、日常動作の修正など、まだまだやるべき課題がたくさんあります。

腰痛が深刻な人は、早めに医療機関で相談してくださいね。自己判断で腰痛に効きそうなエクササイズを続けるよりも、医療機関で必要な治療を受けながら、理学療法士などに自分に合ったエクササイズを提案してもらうことができれば最も有効だと思います。

03

膝の痛み

パワーの源「大腿四頭筋」

運動不足が続いたり、デスクワークのように座った姿勢を続けていると、筋肉が徐々に衰えてしまいます。

中でも特に、私のような理学療法士など身体の専門家が、最も衰えやすい筋肉として共通してあげるのが「大腿四頭筋」です。

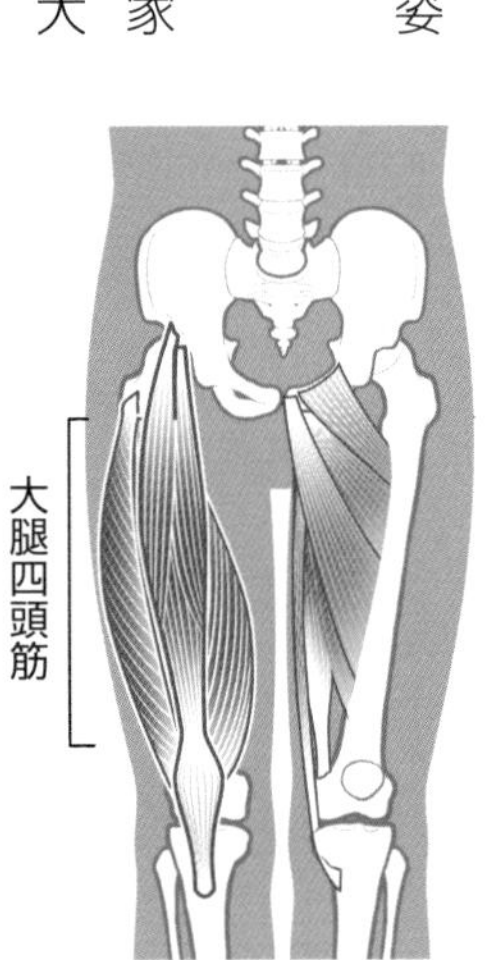

大腿四頭筋は、手術・長期臥床・加齢の影響を最も受けやすい筋肉であり、筋力測定の指標としても用いられる人体を代表する筋肉です。そして、膝の安定性や、歩行や運動中の脚全体のパワーの源となる筋肉のため、絶対に衰えさせたくない筋肉なのです。

大腿四頭筋は、衰えると膝の痛みに直結しやすいので要注意。

膝の痛みを伴う疾患は、変形性膝関節症や膝の靭帯損傷など様々あり、その場合必要なエクササイズは一人ひとり違ってきますが、共通して鍛えていく必要がある筋肉はやはりこの大腿四頭筋です。

私は、理学療法士の先輩から「大腿四頭筋は人体で最も衰えやすく、最も鍛えやすい筋肉」だと教わりました。衰えやすいけれど、鍛えれば結果があらわれやすいので、鍛えがいのある筋肉です。

膝痛には、他にも大臀筋、内転筋、ハムストリングスも鍛えるべき大事な筋肉があるのですが、それも考慮に入れつつ、前向きに大腿四頭筋のエクササイズに励んでくださいね。

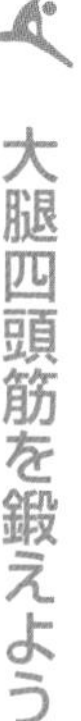

大腿四頭筋を鍛えよう

イスを使って行う大腿四頭筋の筋トレを、3つ紹介します。

今回はシンプルな筋トレなので、仕事の合間や、ちょっとお茶休憩、テレビを見ながらコマーシャルの間だけ、家族との団らん中など、何かをしながらの「ながら筋トレ」に挑戦してみてください。

❶空気イスエクササイズ
背中は丸めずに、できるだけまっすぐをキープしてください。

❷タオルキックエクササイズ
膝が伸び切らないところで足の裏とタオルとで押し合います。

❸脚上げエクササイズ
手はイスの座面の端を軽くつかんで行います。足首の力は抜きましょう。
最初は、太ももがパンパンに張る感覚があると思いますが、徐々に慣れていきます。

大腿四頭筋を鍛える

❶空気イスエクササイズ

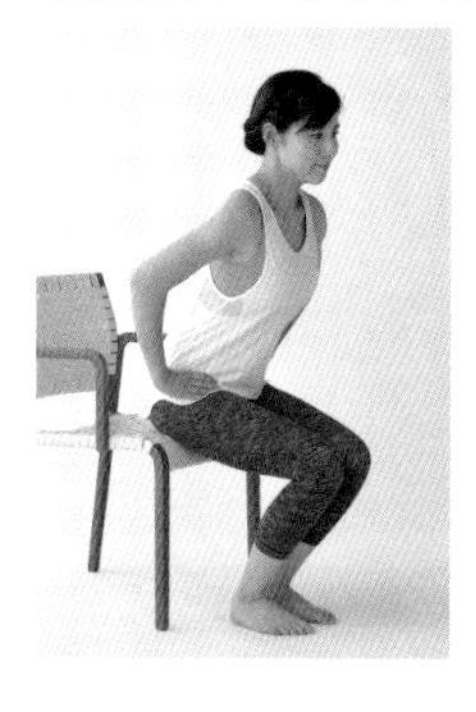
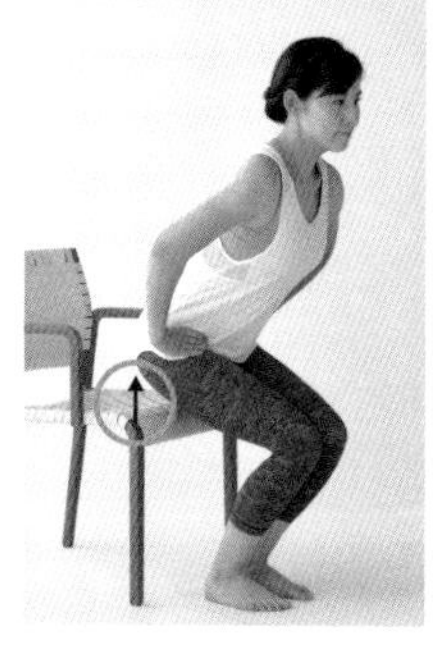

手のひらを足のつけ根に置き、イスから立ち上がろうとする姿勢で、座面からお尻が 1cm だけ浮いたところで 10 秒静止。
10 秒静止したら一度座り、またお尻を浮かせる。
10 秒静止を 3 回行う。

❷タオルキックエクササイズ

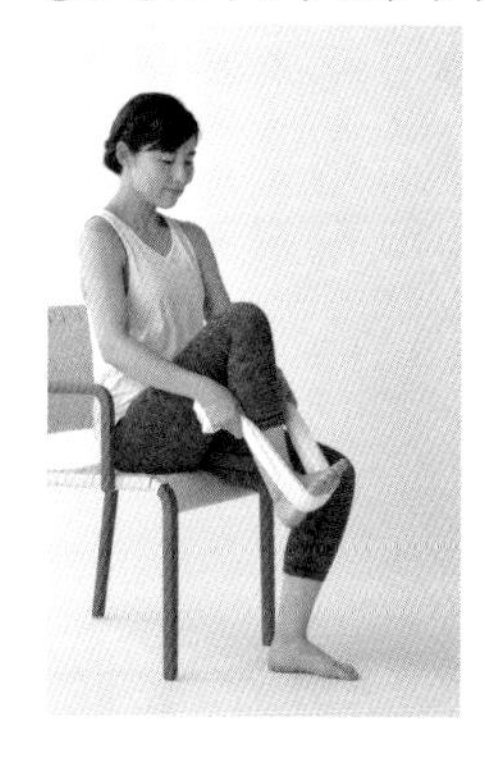
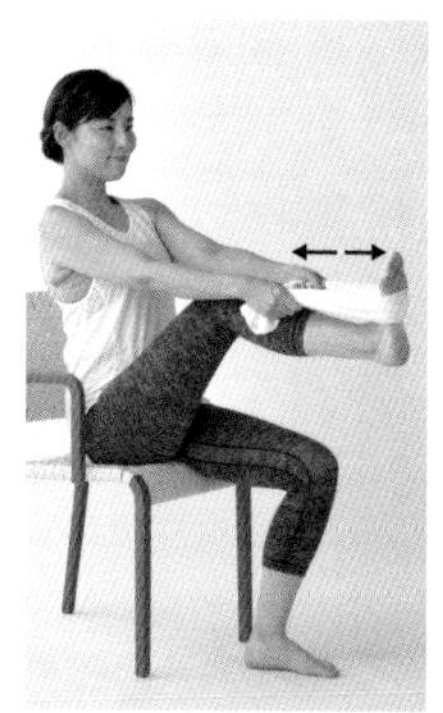

タオルの両端を握り、それを片足の裏に引っかける。膝を軽く曲げた状態から伸ばすように、タオルで抵抗をかけながら 10 秒間力を入れ続ける。
10 秒を 3 回行う。反対の脚も行う。

❸脚上げエクササイズ

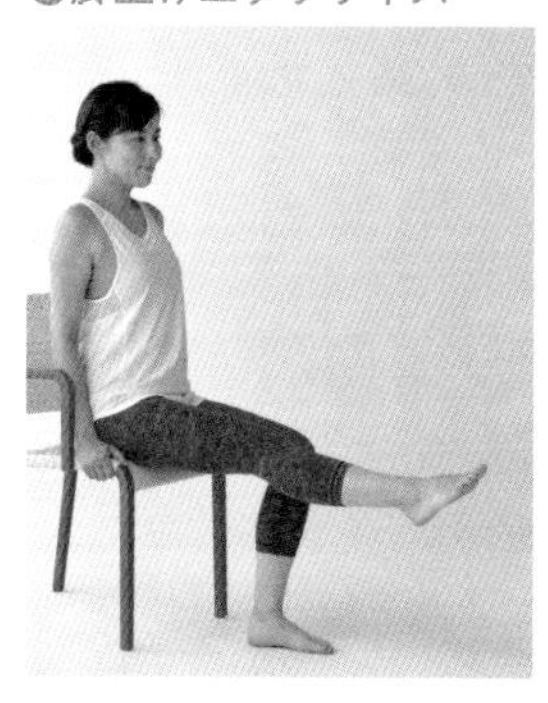
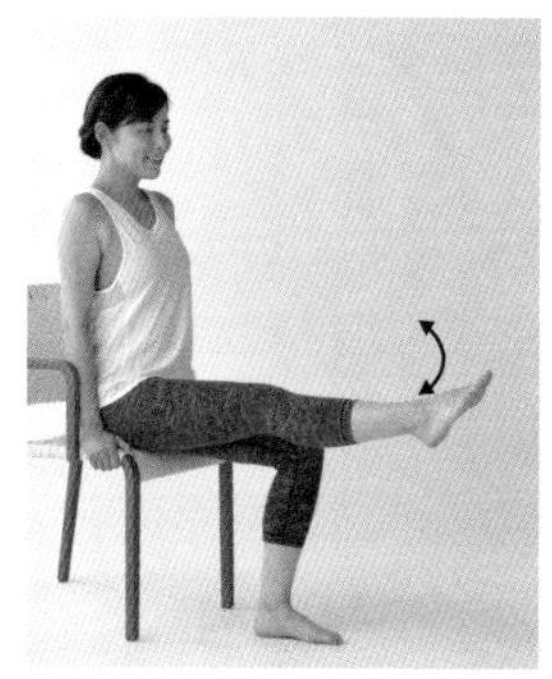

浅めに腰かけて、片脚を床と平行な高さにまっすぐ持ち上げて膝を伸ばす。
その脚を平行な高さよりも上に持ち上げ、また平行な高さまで戻す動きを、ゆっくり 10 回行う。反対の脚も行う。

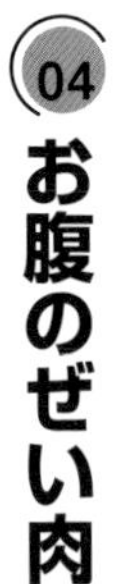

04 お腹のぜい肉

悩む人の多い「お腹痩せ」

「何でこんなところにぜい肉が・・・？」と、自分のお腹まわりの脂肪を見て、悲しくなってしまったことはありませんか？

トレーニングウエアやタイトな服を着た時などに目立ってしまう、お腹まわりのポッコリ脂肪は、落ちないどころか年々増量しているような気さえしてしまいます。

イギリスの医療保険会社ＢＵＰＡのルーク・ジェームズ博士が、お腹のダイエットがうまくいかない14の要因を以下のように指摘しています。

「あ、自分のことだ！」と耳の痛い人もいるかと思います。ここにあげている通り、ただやみくもにエクササイズするだけでは不十分なので、今一度見直す参考にしてみてくださいね。

女性は妊娠、出産、加齢によって体型が変化しやすいですし、男性も食習慣や加齢によりどうしてもお腹に脂肪が付きやすいです。

「お腹痩せ」失敗する理由

1. 十分な睡眠が取れていない
2. トレーニングのタイプが間違っている
3. 砂糖を摂りすぎている
4. 十分なタンパク質を食べていない
5. ストレスや不安を感じている
6. 即効性のある改善に期待している
7. 進捗状況を把握できていない
8 厳しい食事制限をしている
9. やりすぎ
10. 適切な運動バランスではない
11. モチベーションを失っている
12. お酒の飲みすぎ
13. ホルモンの異常がある
14. 食べ物に注意を払っていない

意識する筋肉

お腹痩せのためにターゲットとなる主な筋肉は、こちらです。

①腹横筋と腹斜筋群（〈外腹斜筋と内腹斜筋〉働き：腹圧を入れる、体幹の回旋、側屈、屈曲）

②腰方形筋（働き：体幹の側屈）

③腹直筋（働き：体幹の屈曲、腹圧を入れる）

お腹まわりに贅肉がついていると、これらの筋肉が使われず固まっている可能性があります。

サボった状態でいる筋肉が目覚めて働くように、

- **筋肉が収縮しながら力を発揮**
- **筋肉が伸長しながら力を発揮**
- **ドローインで筋肉が静止したまま力を発揮**

この3つの筋肉の活動パターンすべてを取り入れながら、筋肉に確実に効かせるアプローチをします。

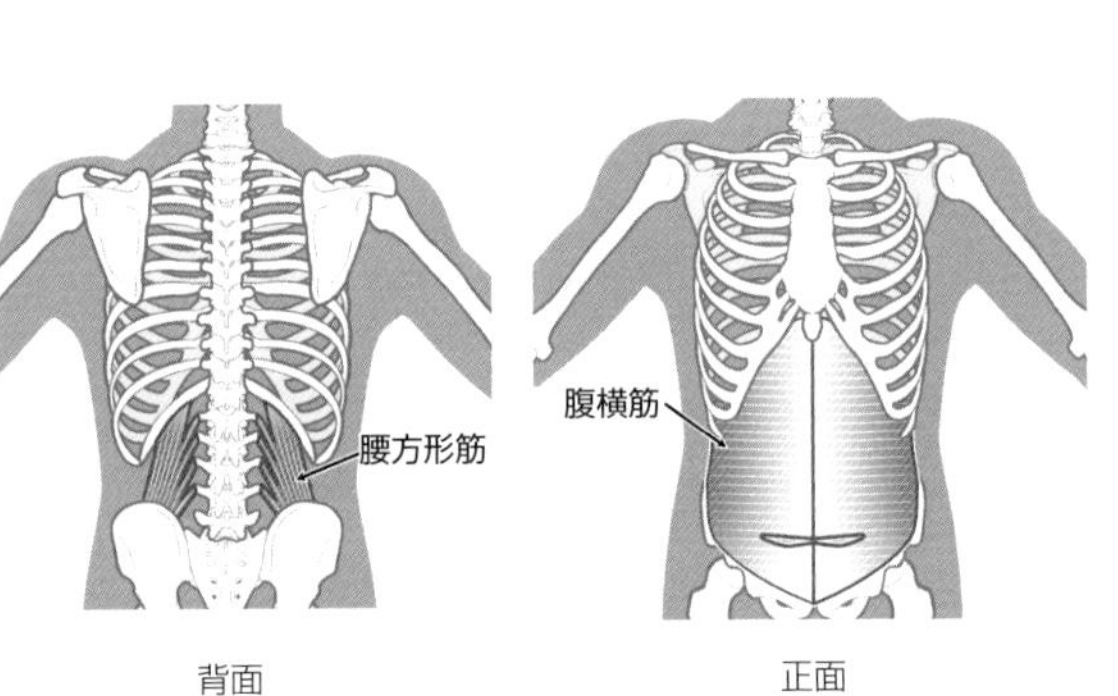

正面　背面　正面

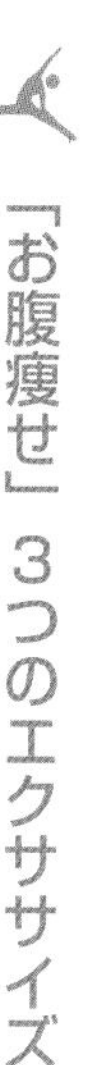

「お腹痩せ」3つのエクササイズ

結構キツめですが、必ず効く「お腹痩せ」3つのエクササイズを紹介します。

❶バックランジ&ニーアップ
❷サイドベンド
❸ツイスト

「お腹痩せ」成功のためには、3つの重要なポイントがあるので、必ず意識してください。

①**ドローインしながら行う**：全力でお腹を引っ込め続けた状態で。ただし息は止めないよう注意してください。お腹を緩めたままで行うと、インナーユニットを使えずに効果が出なかったり、腰痛の原因になる場合があります。 Draw in

②**下半身の筋肉も鍛える**：お腹まわりのエクササイズだけを行うのは実は効果が低いです。下半身の筋肉は筋肉自体が大きく、鍛えると全身に運動効果が波及するので、そのために①バックランジ&ニーアップを行い、お腹と同時に下半身をしっかり鍛えていきます。

③**有酸素運動も行う**：部分痩せは、その部位のみでなく、有酸素運動と組み合わせたほうが効果が高いので、ウォーキングや自転車こぎなどの有酸素運動も並行して行ってください。

❶バックランジ&ニーアップ

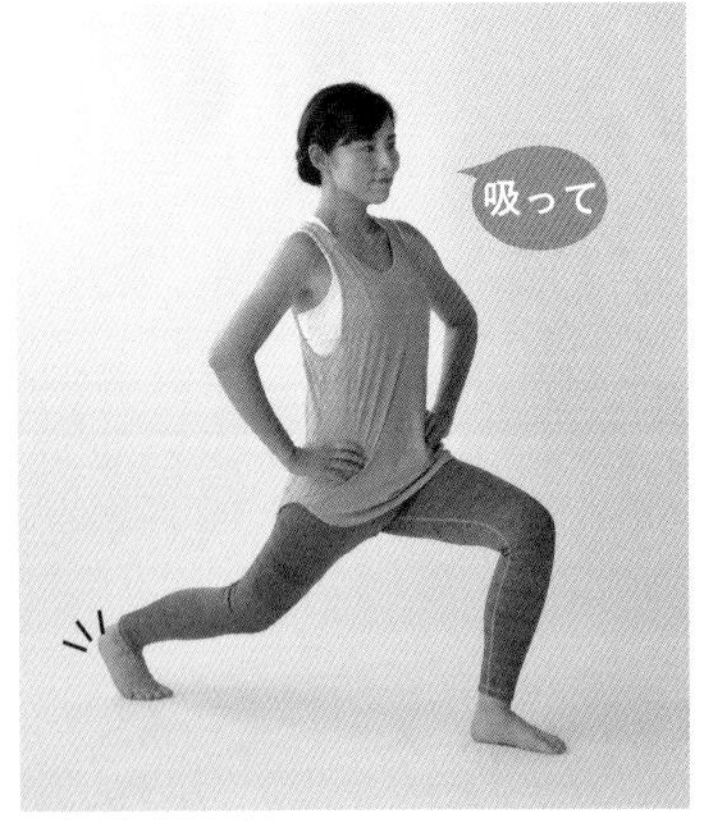

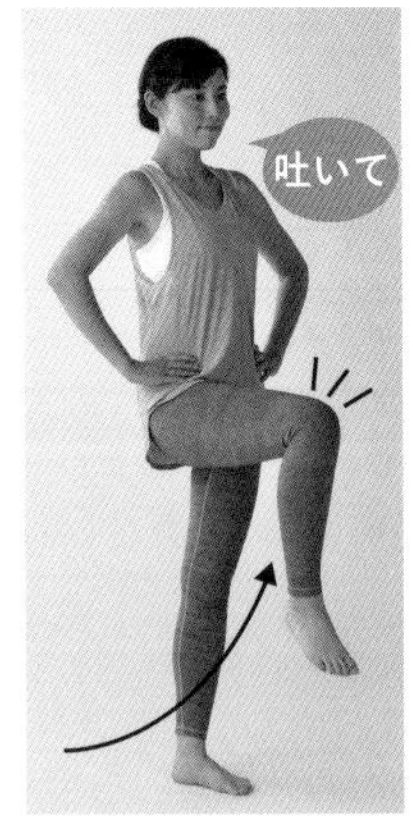

両脚を前後に大きく1メートル以上開く。

前の膝は直角に曲げ、後ろの脚のかかとは付けずに、つま先だけを地面に付ける。

息を吐いて、後ろの脚を前方に動かし、お腹を引っ込めながらその膝をおへそに近づけるように高く持ち上げる。

息を吸い、上げた脚を後方へ戻してつま先を地面にゆっくり下ろす。

同じ脚を10回連続で持ち上げたあと、反対脚を10回行う。

❷サイドベンド

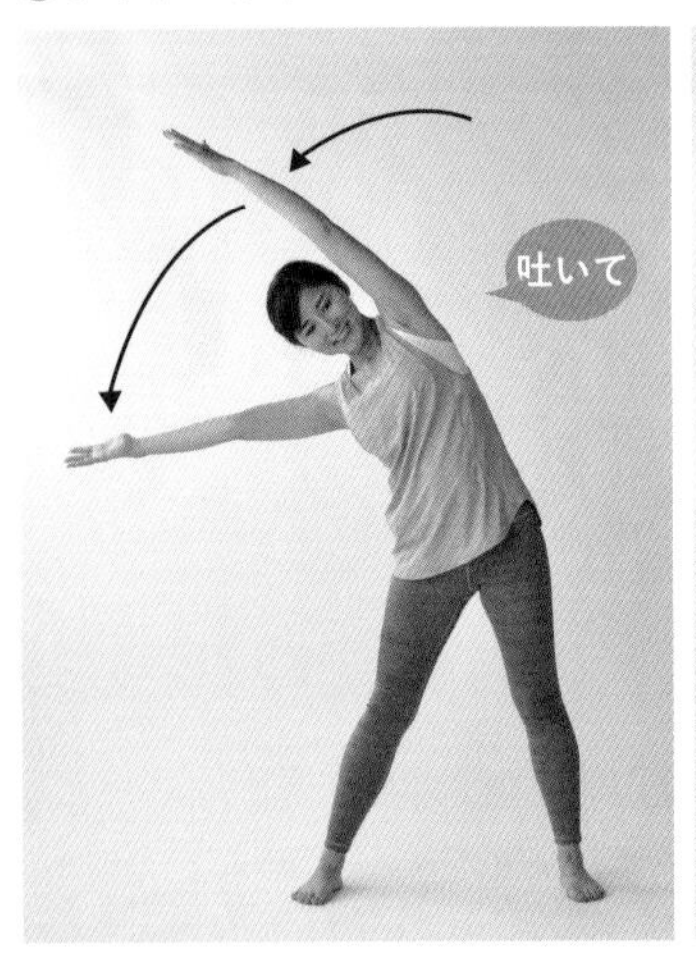

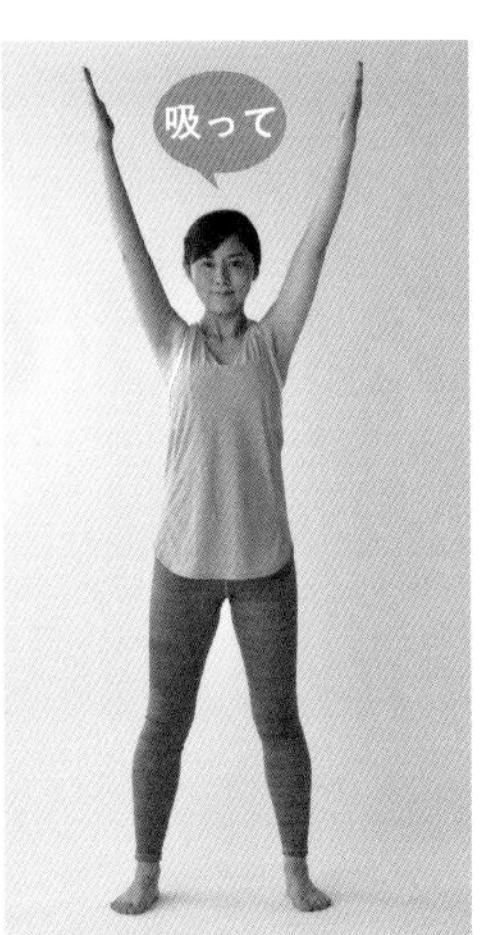

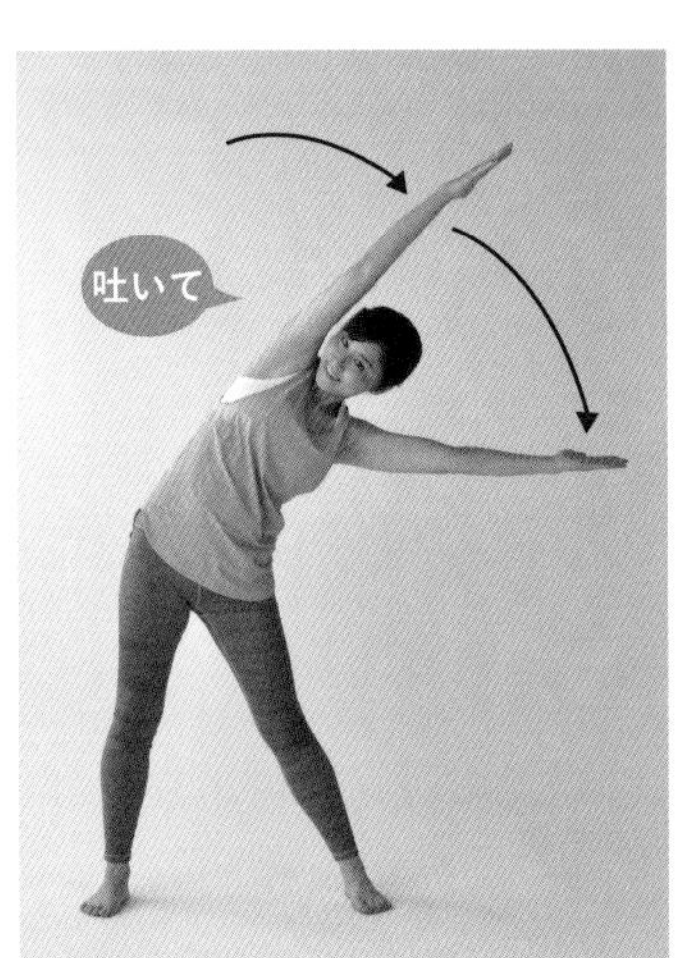

両脚を肩幅に開き、両手を上げる。
息を吐きながら、上体をできるだけ真横に倒す。両腕は頭の延長上に、水平になる高さを目標に伸ばし続ける。そのまま10秒キープ。キープの間はお腹を引っ込め続ける。
息を吸って上体を起こし反対側に倒して10秒キープ。
5回くり返す。

お腹痩せ

❸ツイスト

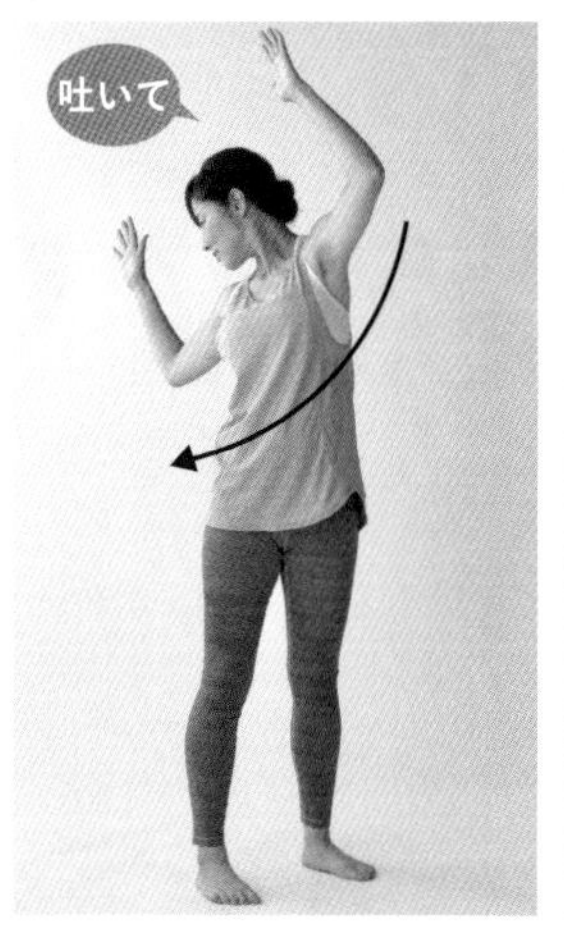

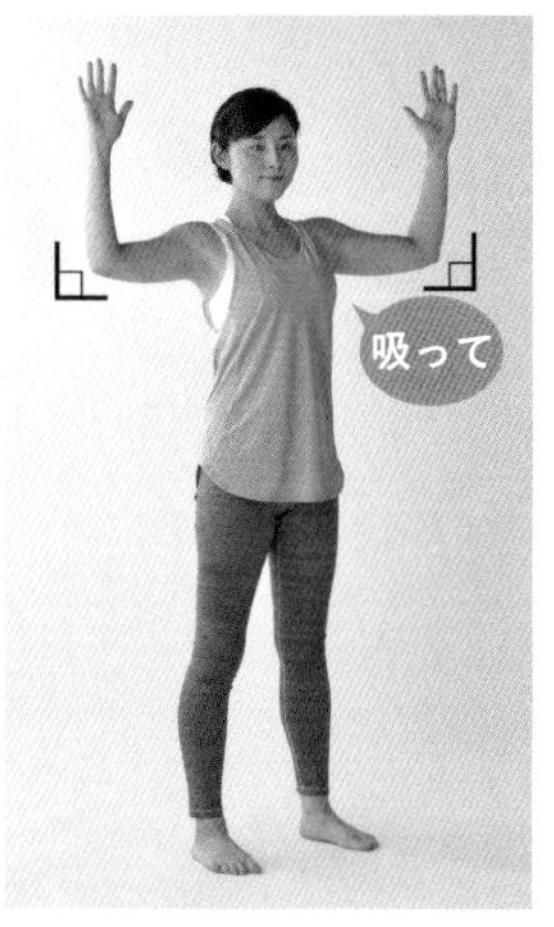

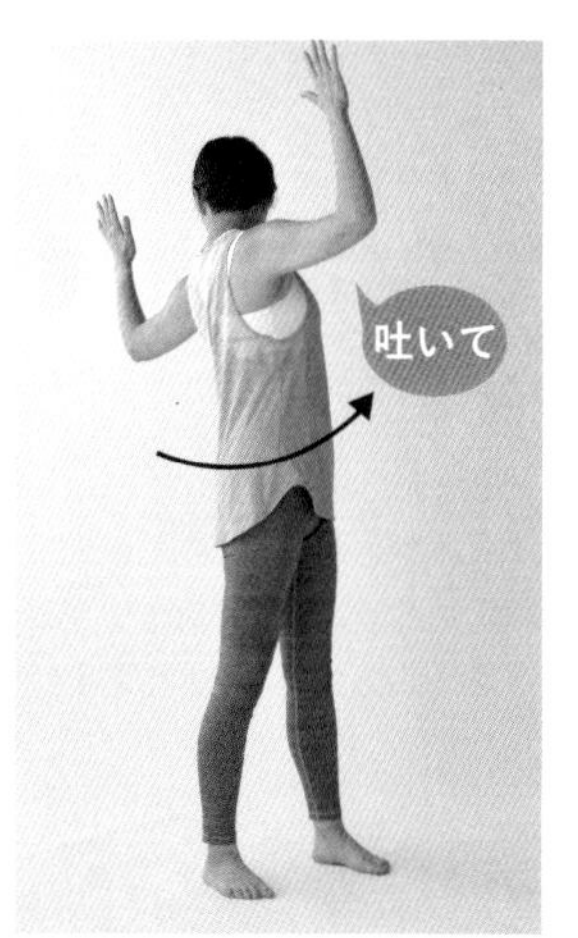

両脚を肩幅に開き、両肘は直角に曲げて外側に広げる。
息を吐きながら、お腹を引っ込めて後ろに振り返る。
肘は外側に張ったまま、かかとを見るような感じで上体を少し反らせながらねじる。
息を吸って正面に戻る。
同じ方向に10回ねじったら、反対側も10回行う。

「お腹痩せ」エクササイズ
大事な3つのポイント！

❶ドローインしながら行う
❷下半身の筋肉も鍛える
❸有酸素運動も行う

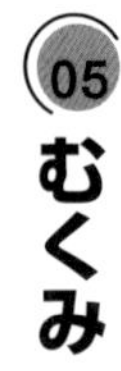

むくみ

むくみとは何か

仕事や家事などで、立ったまま、座ったままの姿勢が続くと、脚がパンパンになったり、靴がきつくなったりします。これが「むくみ」です。むくみが疲れやだるさ、こむら返りや冷えにつながる人も少なくないようです。

むくみの原因は人それぞれですが、原因を知って自分に合った対策を行いましょう。

むくみが起こるしくみ

健康な人の場合、脚のむくみの主な原因は「静脈の血流の悪さ」に

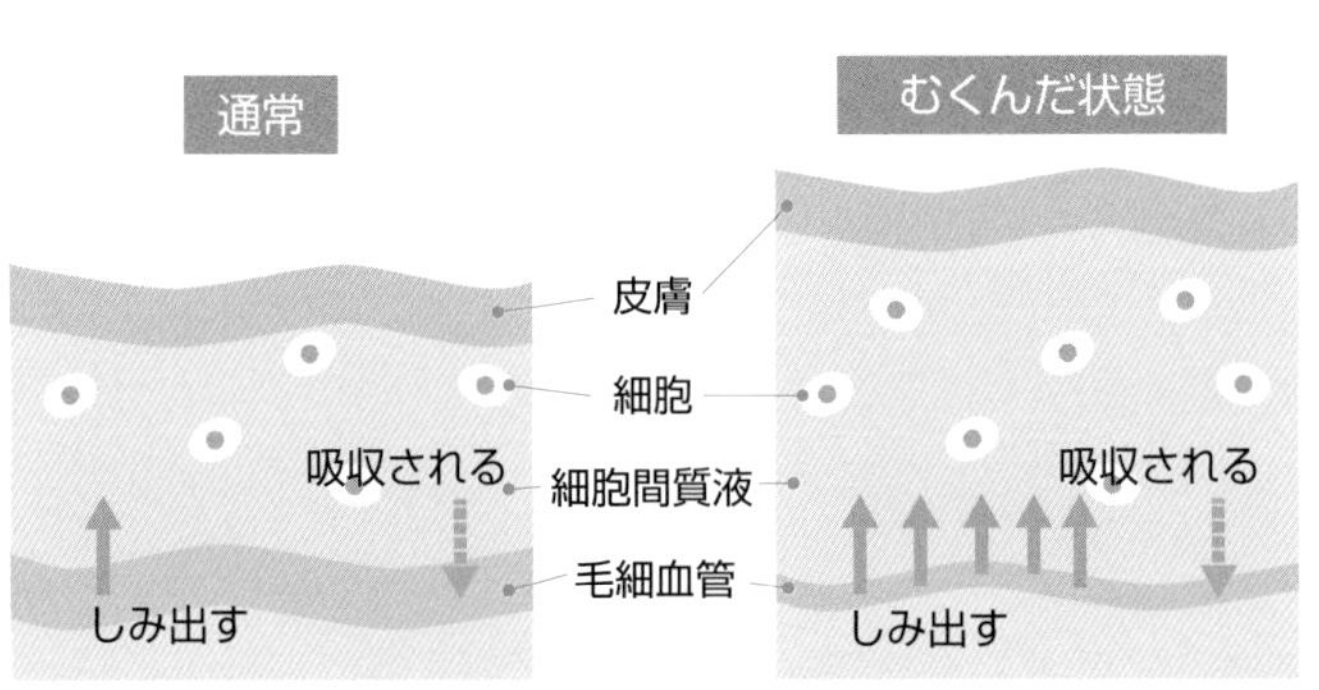

あります。

私たちの身体は、心臓のポンプ作用だけの力で静脈の血液を心臓まで届けるには、重力の影響もあり限界があります。

そのため、ふくらはぎの筋肉が収縮と弛緩をくり返すことによって静脈をポンプし、静脈の血液が心臓に戻るように手伝ってくれる力が必要です。これを「筋ポンプ」作用といいます。「筋ポンプ」はリンパ液の流れも促します。

ずっと同じ姿勢を続けるなどが原因で、血液やリンパ液を心臓まで押し上げる「筋ポンプ」作用が働かないと、血液やリンパ液の流れが滞ります。

すると回収できなくなった余計な水分が血管から染み出し、細胞の隙間などに水分が停滞します。重力の影響で下半身に水分が過剰に溜まることによって「むくみ」が起こるのです。

女性にむくみの悩みが多いのは、筋肉量が少ないほかに、女性ホルモンのバランスの影響で水分を体内に溜めこみやすいためです。

むくみには、大きく分けると一時的なむくみと、病気が原因のむくみの2種類があります。

翌日には消えるような一時的なむくみは心配はいりませんが、むくみがずっと消えなかったり、全身がむくんだり、左右差があったりなど気になる場合は、医療機関を受診してください。

ここでは、一時的なむくみについて触れていきます。

むくみの原因と日常の脚のむくみ対策

主なむくみの原因には、以下のようなものがあります。

日常生活を振り返ってみることで、むくみの予防や改善などが見込めることがあります。左の一覧にあげた中で、改善できそうなことから心がけてみてはいかがでしょうか。

その日のむくみは、その日のうちにバイバイしたいもの。

とは言っても、一日中仕事や育児や家事で疲れているところに、さらに運動しなきゃとなると、億劫な気持ちになってしまうのもよくわかります。

そこで、おやすみ前に寝転がったままできる、簡単な４つのエクササイズを紹介します。

血管や心臓にかかる負担や、脚の疲れやだるさを蓄積させないように、こまめに解消していきましょう。

むくみの原因

・長時間同じ姿勢でいること　・不適切な水分摂取量
・塩分の過剰摂取　・お酒の飲みすぎ　・身体の冷え
・肥満　・加齢　・運動不足　・過労やストレス
・月経時や月経前症候群（ＰＭＳ）　・妊娠中　など

むくみの予防や改善のために……

こまめに動く：立っていても座っていても、長時間同じ姿勢でいると脚の血流が悪くなります。屈伸したり歩いたりして、ふくらはぎの筋ポンプを働かせましょう。休憩中は脚を台に乗せるなど、水平の高さにするだけでも血流の改善に効果的です。

窮屈な下着や靴を避ける：締めつけの強い下着、アクセサリー、窮屈な靴は血管を圧迫して血液の流れが悪くなるので避けましょう。

適度に水分摂取を行う：水分摂取は、多すぎても少なすぎても水分濃度のバランスが崩れてむくみの原因となります。適度な水分摂取を心がけましょう。

入浴はぬるめのお湯で：熱いお湯では血管が収縮してしまうため、38～40度のぬるめのお湯につかりましょう。「足湯」だけでもむくみの解消に役立ちます。

下半身を鍛える：静脈の血液を心臓へ押し上げる「筋ポンプ」の働きを高めるために、下半身特にふくらはぎの筋肉を鍛えましょう。よく歩くことやスクワット運動がオススメです。

規則正しい生活を送る：塩分を控えてバランスの取れた食事を。また、横になると心臓に戻る血液量が増えるので、睡眠時間は十分に取りましょう。ふくらはぎの下に10センチくらいの高さの枕などを置いて寝ると、翌朝脚がスッキリします。

アロマオイルを使ってみる：むくみに効果的なアロマオイルは、ジュニパーベリー、マジョラム、サイプレス、グレープフルーツなどがあります。体内の余分な水分などの老廃物を流し出し、利尿作用も促します。

弾性ストッキングを着用する：特にむくみを感じる時は、仕事中や就寝時に弾性ソックスを着用してはいかがでしょうか。ふくらはぎ全体が着圧されることで、静脈の血流が良くなり、心臓への血液の戻りを助けます。

おやすみ前の寝ながら「むくみ」解消エクササイズ

❶ブラブラ体操

別名「ゴキブリ体操」なんていう名前がついています。末梢の血液を心臓へと戻します。

❷膝裏マッサージ

膝裏には、４大リンパ節の一つ「膝窩リンパ節」があります。

❸棒マッサージ

ＣＨＡＰＴＥＲ２で紹介した、ラップの芯を使います。芯はとても便利なので、ぜひ活用してください。

👍Ｐ58 ＣＨＡＰＴＥＲ２　ラップの芯を使った筋膜リリース

❹足首曲げ伸ばし

ゆっくりでいいので、動かせる最大まで目いっぱい足首を曲げ伸ばしするのがポイントです。
筋ポンプを働かせるので、１分間でちょうどいい疲労感を感じるはずです。

むくみ解消

❶ブラブラ体操

仰向けで手脚を天井に伸ばして揺らす。1分間で200回を目安にブラブラ小刻みに揺らす。

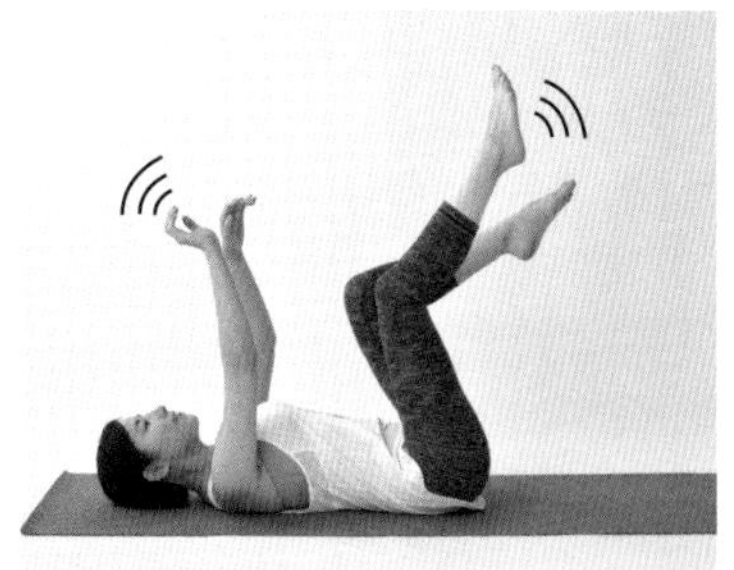

❷膝裏マッサージ

片膝に反対の脚の膝裏を乗せて押し当てながら、膝から下をユラユラ1分間上下に揺らして、膝裏をマッサージする。

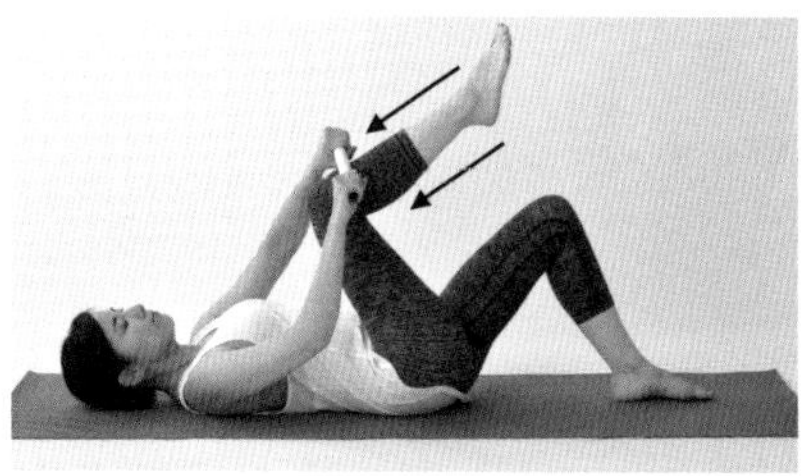

❸棒マッサージ

ふくらはぎやスネを足先からひざに向かって芯でゴシゴシ1分間こすってマッサージする。

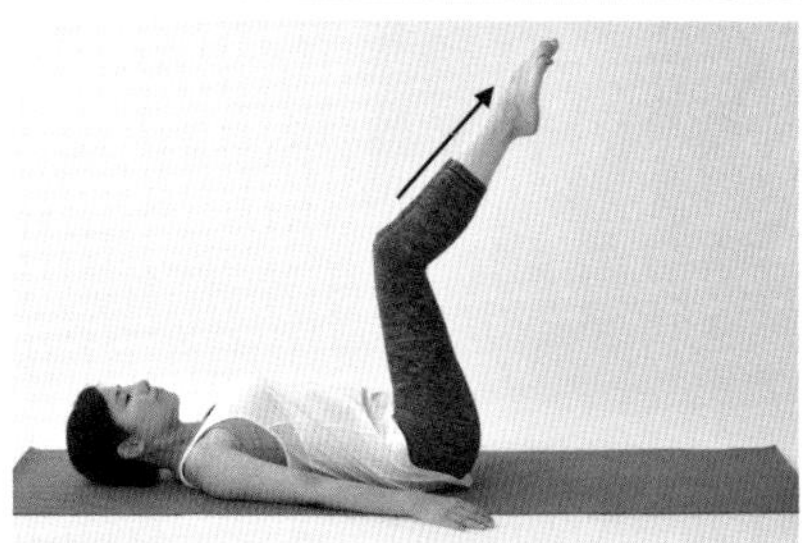

❹足首曲げ伸ばし

天井に両脚を伸ばして、足首を曲げる→伸ばすをくり返す。

06 自律神経の乱れ

自律神経とは

自律神経とは、心臓など内臓の働きや血液の流れなど、生命を維持する機能を司る神経です。自律神経は「交感神経」と「副交感神経」とに分けられます。

交感神経は、活動中など身体をアクティブに動かす時や、ストレスを受けた時に優位になります。交感神経が優位になると、血管が収縮し心拍数と血圧が上昇します。心身共に興奮状態となり、車に例えるとアクセルを踏み込んだ状態です。

一方で副交感神経は、休憩時や睡眠時など、身体がリラックスしている時に優位になります。副交感神経が優位になると、血管がゆるみ、心拍数や血圧が低下し、興奮にブレーキがかかり、落ち着いた状態になります。

この交感神経と副交感神経とが通常交互に働いていて、1日24時間の中でそれぞれが本来働くべきシーンで働いていることが「自律神経が整った状態」です。しかし、それぞれがバランス良く正常に機能していないと「自律神経が乱れた状態」になります。

「自律神経の乱れセルフチェック」

順天堂大学医学部教授で、自律神経研究の第一人者である小林弘幸先生が考案した自律神経のセルフチェックをしてみましょう。この16項目で当てはまるものはありますか？

一つでも当てはまれば、自律神経が乱れている可能性があります。

多ければ多いほど自律神経の乱れが大きい可能性が高いです。

自律神経の乱れセルフチェック

- □ すぐ疲れる
- □ やる気が出ない
- □ 風邪をひく回数が多い
- □ むくみが気になる
- □ 頭痛がある
- □ いつも不安
- □ 気が散漫になりやすい
- □ 理由もなくイライラしやすい
- □ 手足が冷たい
- □ 肩が凝っている
- □ 緊張しやすく、ストレスを受けやすい
- □ 腰痛がある
- □ いくら寝ても疲れが取れない
- □ 思考力、決断力が低下した気がする
- □ お腹の調子が悪く、便秘か下痢の症状がある
- □ 肌は乾燥気味、髪はパサパサしている

自律神経の乱れの原因は背骨にあり?

自律神経の乱れの原因は諸説ありますが、私は背骨をはじめとした骨格の歪みと密接に関係があるのではないかと考えています。

「背骨がなぜ自律神経と関係があるの?」と感じるかもしれません。

では、自律神経の通り道はどこか知っていますか?

自律神経は、実は背骨の中を通っているのです。自律神経は、脳からはじまり、脊髄、そして各臓器や器官に分布していく神経です。そのため、骨格が歪んでいたり姿勢が悪いと、自律神経の伝達ルートが妨げられてしまうのは想像できると思います。その結果、自律神経の働きが悪くなってしまう原因になると考えられます。

背骨をはじめとした骨格の歪みとは、

- 猫背
- 胸の張りすぎ
- ストレートネック

・肩の高さの左右差
・側弯
・反り腰
・平背
・骨盤の高さの左右差
・骨盤の過度の前傾後傾
などです。

骨格が歪むと、私たちの身体にはあらゆる不都合が生じます。
骨格が歪んで姿勢が悪くなっている影響で、身体の別の部位にストレスがかかり、それが筋肉や内臓や神経にまで悪影響を与えるのです。

ここで大切なのは、自律神経を整えるためには、骨格の歪みを整えたり姿勢を正すだけでなく、背骨のしなやかな柔軟性を取り戻すことも必要だということです。

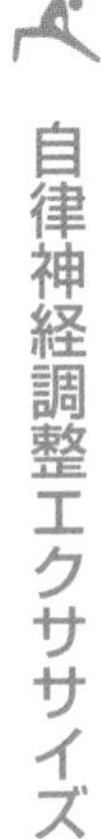

自律神経調整エクササイズ

骨格の土台となる背骨の歪みを整え、かつ背骨の柔軟性を高めるエクササイズを紹介します。動きはとてもシンプル。

❶屈曲・伸展（体幹を丸める、反る）
❷側屈（体幹を左右に倒す）
❸回旋（体幹を左右にねじる）

P63　CHAPTER2 背骨の役割と動かすメリットでも述べましたが、背骨を整えるには、この3種類の運動方向に背骨を動かせば良いのです。タオルを用いることでエクササイズ中の動きの軌道が安定します。正座、あぐら、立位、イスに座った状態でも、背骨が動かせればOKです。

自律神経を整える方法の一つとして、背骨のエクササイズを紹介していますが、自律神経を整えるために効果的なアプローチは大きく3つあります。
1、正しい生活習慣（早寝早起き、バランスの良い食生活、禁煙、飲酒を控えるなど）
2、適度な運動（ウォーキング、ストレッチ、ヨガなど）
3、メンタルケア（ストレスと上手に付き合っていく、マインドフルネス、深呼吸など）
自律神経は、自分の意思でコントロールすることは不可能ですが、生命を維持するために24時間フル稼働しています。

自律神経のバランスが乱れないように自分自身で間接的に整えていくことは可能です。その方法の一つとして、今回の背骨のエクササイズを取り入れてみてください。

深呼吸を意識しながらゆっくりエクササイズを行うと、より効果的です。

また、P64の時短ラジオ体操も同様に背骨を3方向に動かすので、自律神経の調整に有効です。

深呼吸を意識しながらゆっくりと！

❶屈曲・伸展（体幹を丸める、反る）

息を吐き、骨盤を後傾させて、背骨をＣ字状に丸める。

前方にパンチするように両腕を水平に保つ（屈曲）。

息を吸って、骨盤を前傾させ、背骨を長く反らせ、胸を開いて両腕を上に伸ばす（伸展）。

この屈曲と伸展を交互にくり返す動きを10回行う。

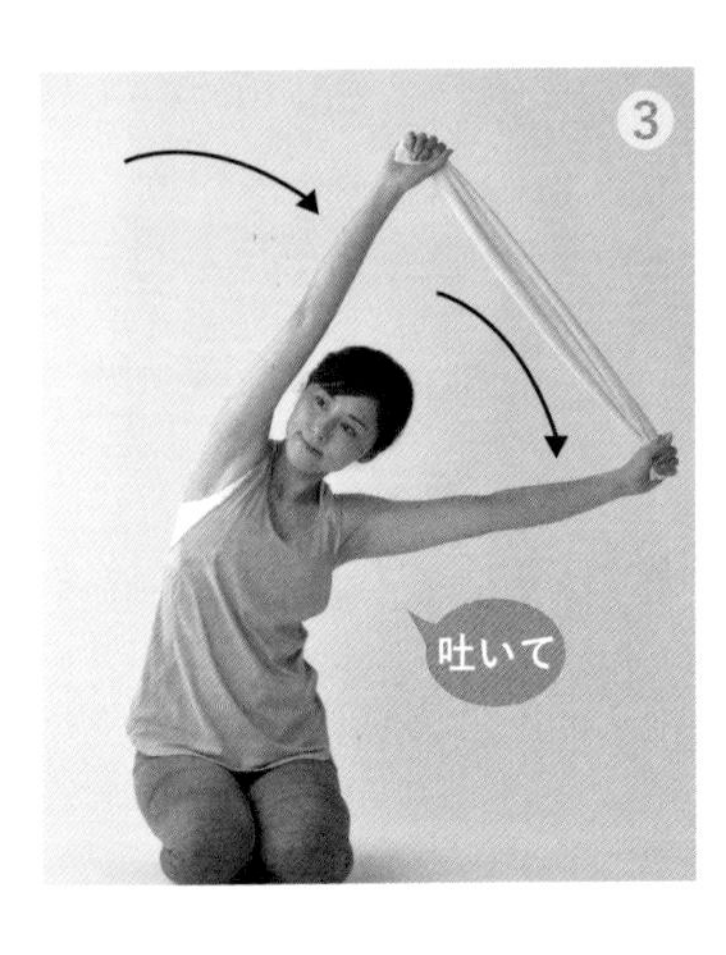

❷側屈（体幹を左右に倒す）

上に伸ばした両腕を、息を吸って、吐きながら右に身体を傾ける。

真ん中に戻って息を吸ったら、吐きながら左に身体を傾ける。

左右の側屈を交互にくり返す動きを10回行う。

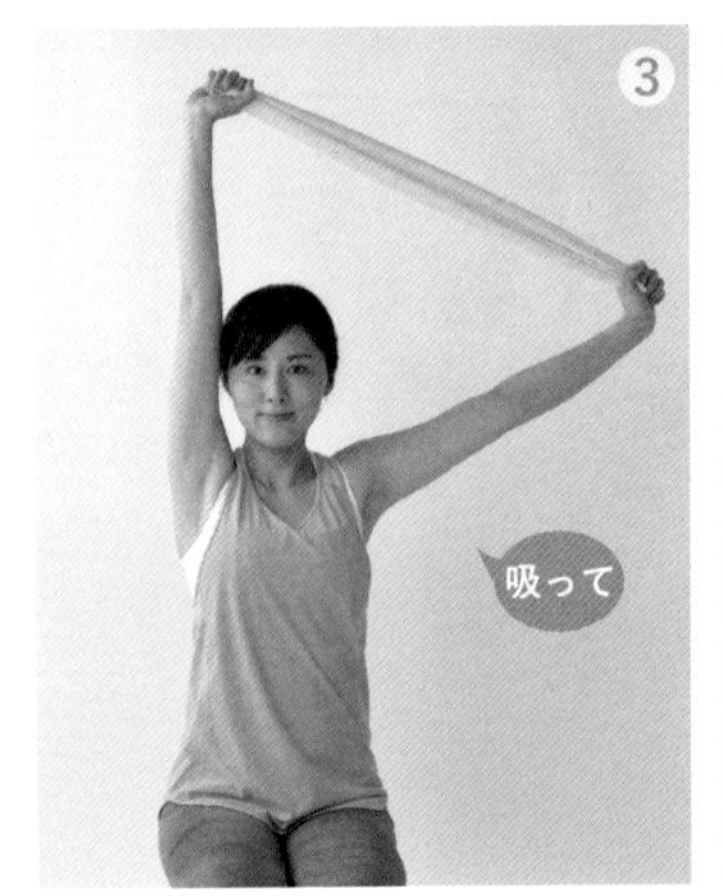

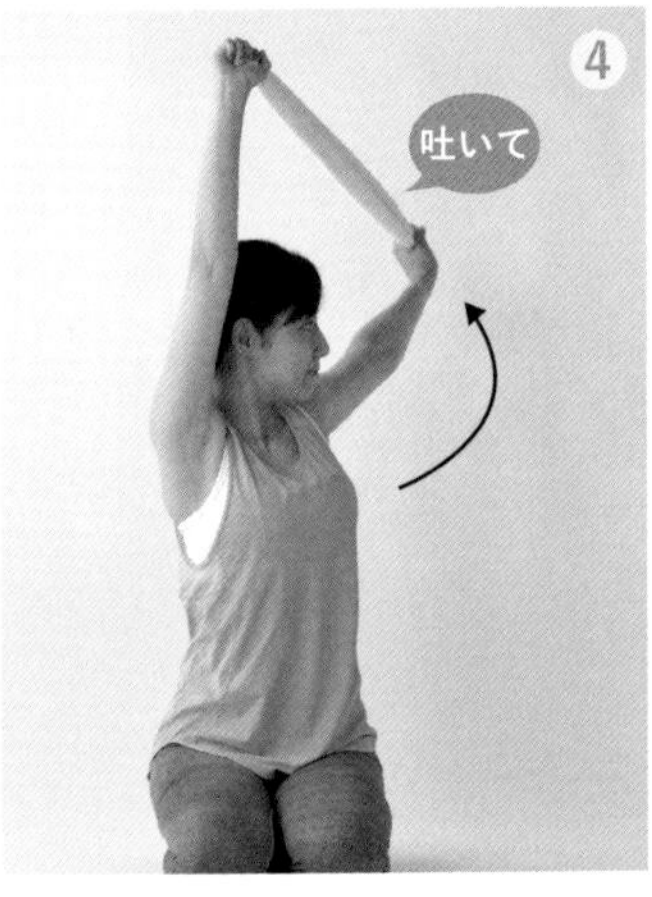

❸回旋（体幹を左右にねじる）

右手はまっすぐ頭上に、左手は身体の真横くらいに伸ばす。両腕が大体90度に開くイメージ。息を吸って、左腕を軸に息を吐きながら左手を左後方に回してツイストし、顔も後ろに振り向く。息を吸って正面に戻る。左に回旋を連続10回、反対側も同様に10回行う。

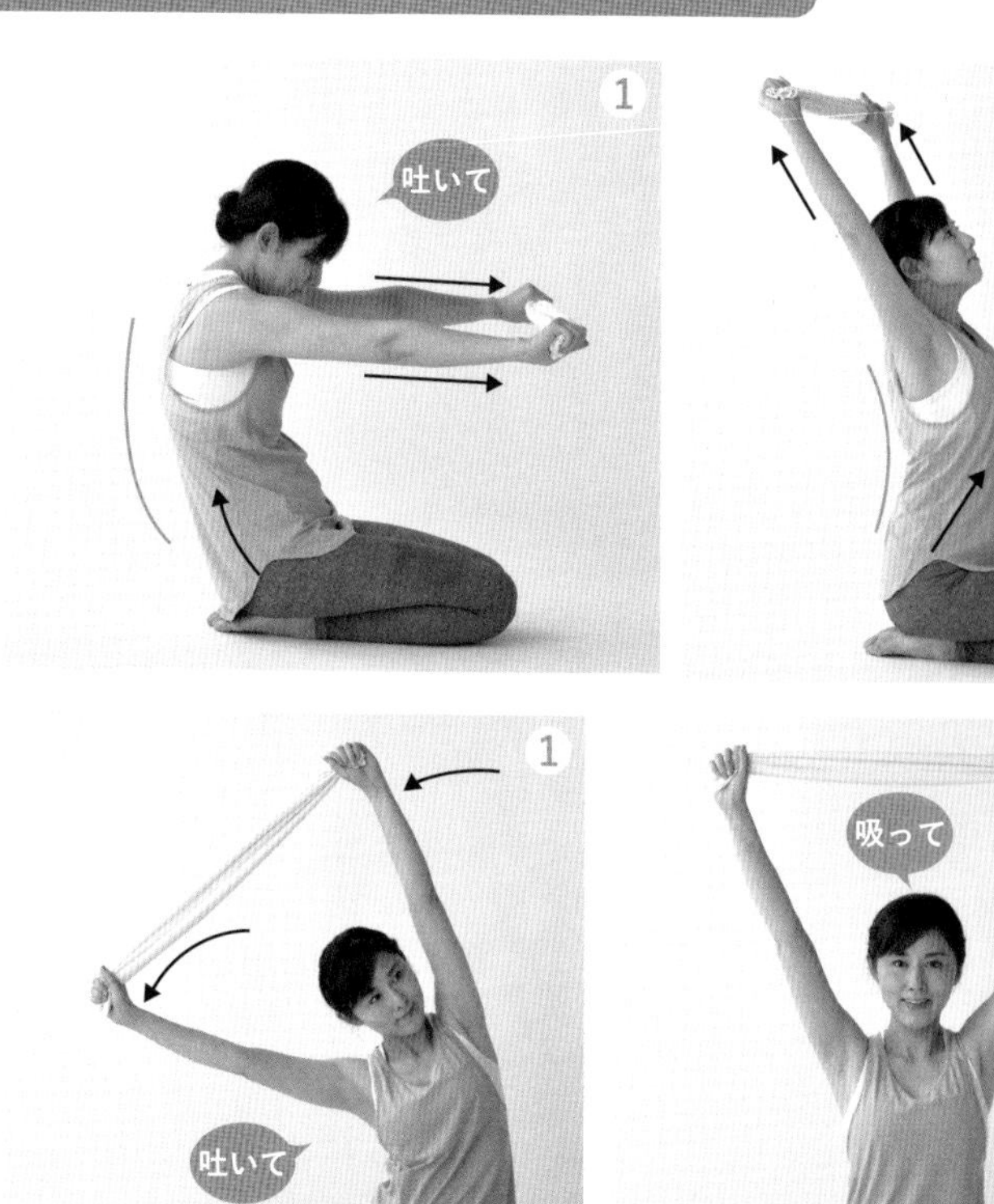
1
吐いて
2
吸って
1
吐いて
2
吸って

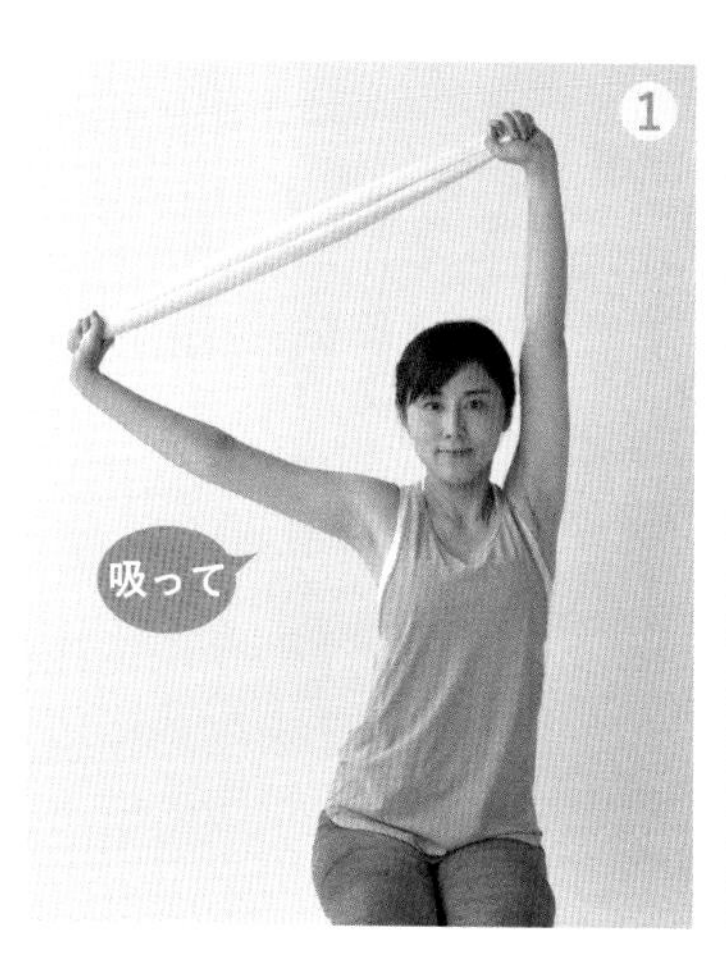
1
吸って

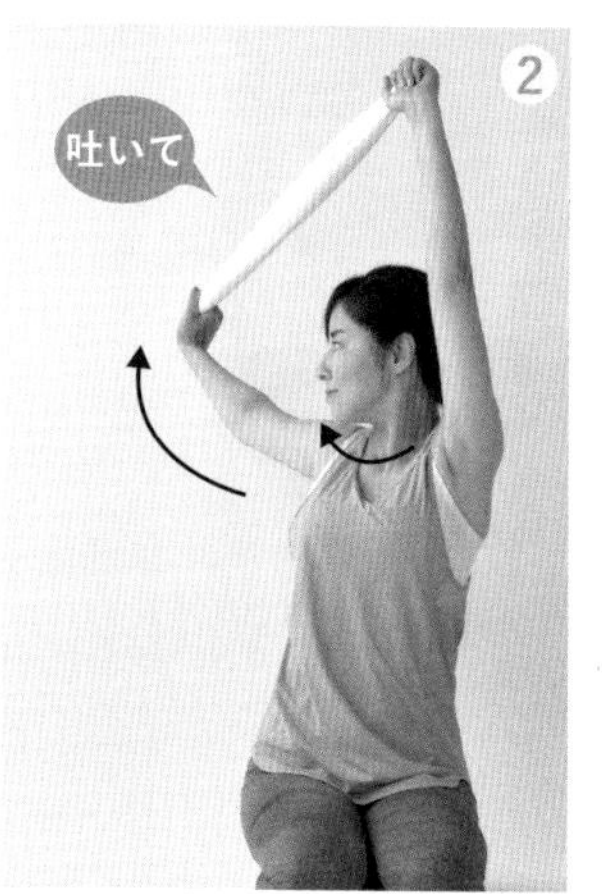
2
吐いて

07 バランス能力

バランスとは

片脚で立ってバランスをとることや、ヨガで登場するバランスポーズが「どうも苦手……」という人は結構いるのではないでしょうか？

バランスとは、「重力をはじめとする環境に対する生体の情報処理機能の帰結・現象をさす」と定義されます。バランスは、大きく次の2種類に分けることができます。

①**静的バランス**：動かず静止している状態で、バランスを保ち続ける能力です。例えば、揺れる電車内で立位を保っている時や、「だるまさんが転んだ」や「氷おに」の遊びの中で、ピタッと静止している状態の時を思い浮かべてください。同じ支持基底面※の中で重心を安定させ続けます（例：立位、座位、片脚立ち）。

②**動的バランス**：動きを伴っている状態で、バランスを保ち続ける能力です。お辞儀動作のように重心の位置が変化するものや、歩行動作のように支持基底面そのものが変化する中で安定を

続けます（例：イスから立ち上がる、歩行、階段昇降）。

※支持基底面とは、足裏など床面に接している部分の外周により作られる領域のことをいいます。静的バランスは支持基底面が変わらないのに対し、動的バランスは支持基底面が変化するという違いがあります。

ヨガでバランスポーズをする際に、私が伝えるポイントは至ってシンプルな次の3つです。

①目線を定める

目からの情報はとても重要です。どこか一点に視点を定めることで、ポーズが安定します。集中しようとポーズ中に目を閉じる人がいますが、逆にかなり難度が上がってしまうのです。

②ドローインする Draw in

ドローインすると腹圧が高まるので、体幹の安定化を図ることができます。体幹が働くとバランスがとりやすくなります。

③足指で踏ん張る

足指が床から離れてしまっていると、支持基底面が狭まるのでバランスポーズではとても不利です。母趾球（親指の付け根の膨らんだ部分）と5本の足の指を踏みしめて、しっかり土台を作りましょう。

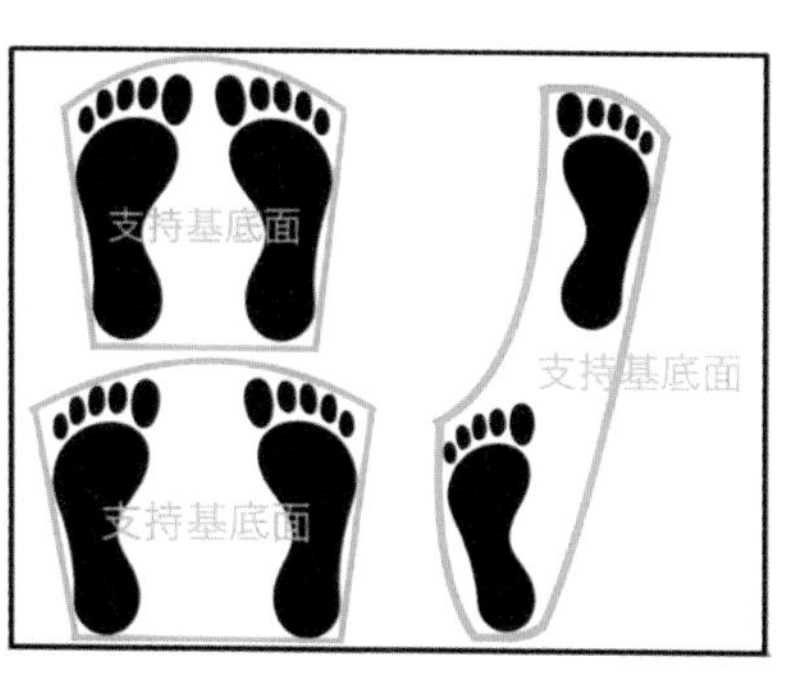

バランス能力を養うエクササイズ

ヨガのバランスポーズは、静的バランス能力が求められるものです。ヨガの代表的なバランスポーズ4つをここで紹介します。先ほ
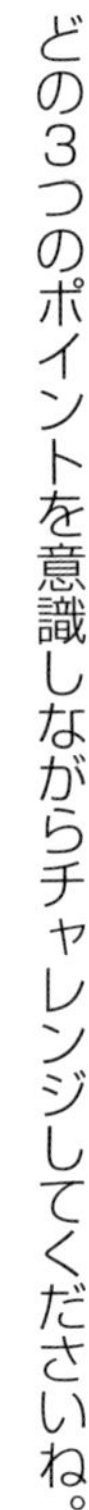
どの3つのポイントを意識しながらチャレンジしてくださいね。

❶木のポーズ（ヴルクシャーサナ）
片膝を曲げてその足裏を反対側のももの内側に付けます。両手は胸の前で合掌か上に伸ばしてキープします。

❷踊り神のポーズ（ナタラージャーサナ）
片足の甲を同じ側の手のひらで掴み、その足を後方にできるだけ高く持ち上げます。反対の手は前方に伸ばしてバランスを保ちます。

❸足の親指をつかんで伸ばすポーズ（ウッティターハスタパーダングシュターサナ）
片足の足の親指を同じ側の人差し指と中指で握り、その脚を前方

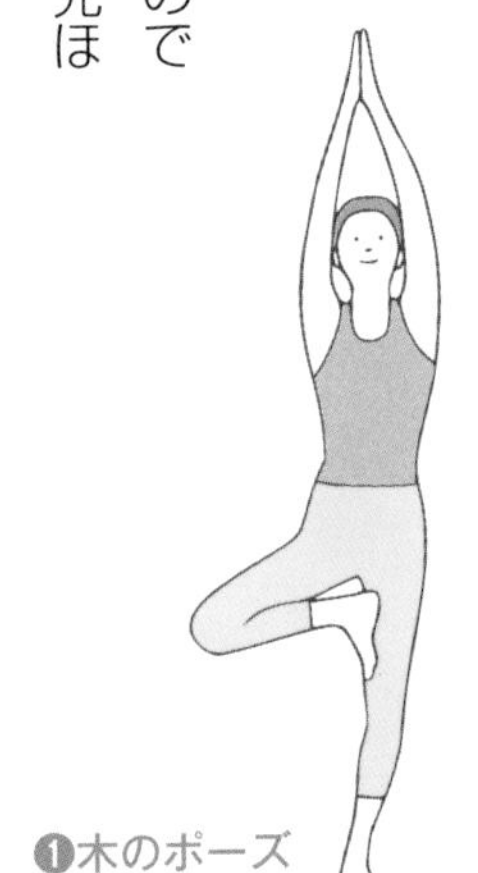
❶木のポーズ

❷踊り神のポーズ

に伸ばしたあと外に開脚してキープします。

❹ワシのポーズ（ガルーダーサナ）

両腕を肘から指先まで巻きつけるように絡めます。

さらに、中腰で両脚を組むようにして太ももから足の甲まで巻きつけるように絡めてバランスをとります。


バランス能力は、日常生活を送るうえで大切な能力の一つです。例えば、歩くという動作一つをとっても、片脚立ちの連続ですので動的バランスです。バランス能力は、練習すればかならず向上します。今はグラグラ不安定だとしても、そのポーズに挑戦している最中にバランス能力は向上し続けているので、諦めずグラついている瞬間も楽しんでください。

苦手だからとチャレンジすることを避けないで、バランスポーズに挑戦する前向きな気持ちをいつも忘れないでくださいね。

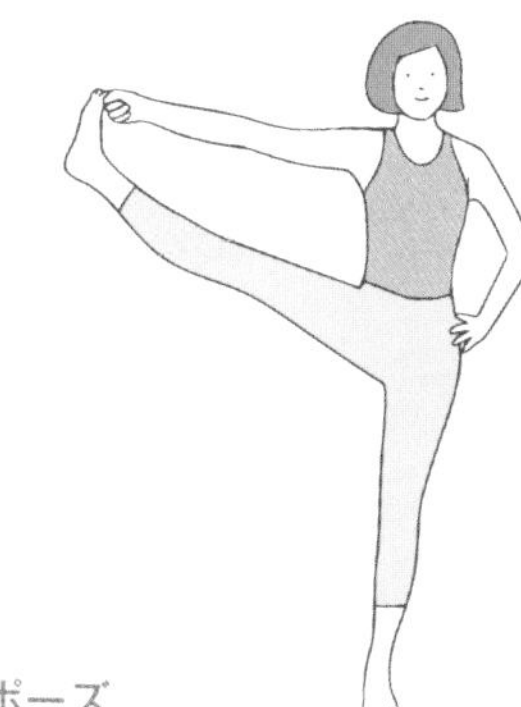

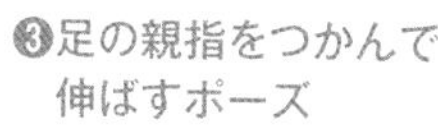

❸足の親指をつかんで伸ばすポーズ

❹ワシのポーズ

08 骨粗しょう症

骨粗しょう症とは

骨粗しょう症は、加齢とともに骨量が減って骨がスカスカの状態になって弱くなり、骨折しやすくなる病気です。そのため、ちょっと転んだり、尻もちをついたり、重いものを持ち上げたりしただけでも骨折してしまうことがあります。

日本には約1300万人の患者がいて、女性患者数は男性の3倍というデータがあります。

骨粗しょう症の原因

骨粗しょう症の原因は、主に以下の8つです。

骨粗しょう症の原因

①加齢　②閉経　③過度のダイエット　④運動不足　⑤喫煙
⑥過度の飲酒　⑦糖尿病や慢性腎臓病などの生活習慣病
⑧骨粗しょう症の家族歴など

10代から20代の骨が成長する時期に、極端なダイエットや偏食をしていた人や、喫煙や飲酒も危険因子です。

このように、骨粗しょう症は高齢者だけの病気ではなく、若い頃の自分自身の生活習慣が原因となる可能性もとても大きいのです。そのため、若い頃から対策をしていく必要があります。また、運動が大切ですが、運動なら何でも良いわけではなく、骨の強度を上げる運動とあまり効果が期待できない運動とがあるため、正しい選択が必要です。

「運動」が骨の強化に重要

伊奈病院整形外科の石橋英明先生によると、骨粗しょう症の対策は、骨密度を増やして骨を丈夫にすることと、骨折の原因となってしまう「転倒」をしない身体作りがとても大切です。治療法には、「運動」「食事の改善」「薬」の3つがあります。

今回は、特にこの中の「運動」に注目します。運動によって骨密度が増加することがわかっていて、また運動すること自体に転倒予防の効果があるため、骨折予防にも運動は重要です。

では、具体的に骨粗しょう症の予防や治療に効果的なエクササイズを紹介していきます。

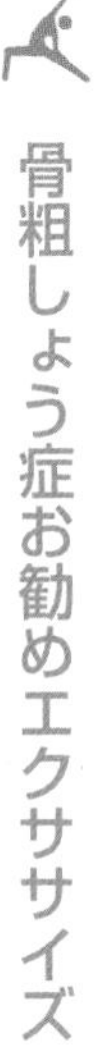

骨粗しょう症お勧めエクササイズ

骨粗しょう症の予防・治療効果が期待できる運動はズバリ、「ジャンプ」「背筋運動」「片脚立ち」「スクワット」の４つです。

それぞれのお勧めのエクササイズを具体的に紹介します。

❶ジャンプ「かかと落とし」

骨には、運動などの負荷をかけると強くなり、逆に負荷をかけないと弱くなるという性質があります。つまり、骨を強化するために効果的な運動は、衝撃や負荷の加わる運動になります。なかでも最も良いのが「ジャンプ」です。ジョギングやジャンプといった、骨の縦方向に圧力がかかることが、骨には効果的なのです。１日50回のジャンプで、閉経前の女性の骨密度が上がったという報告があるほど。

ただし、高齢者や膝や腰に不安のある人は、ジャンプを行うと関節を痛める可能性があるので注意して行いましょう。

ジャンプが可能なら、その場で20回ピョンピョンと軽やかに小さくジャンプを行います。

ジャンプはちょっと負荷が強いという人は、かかと落としを。それができて余裕があるなら、片脚でトライします。イスや壁など支えを持ちながら片脚で20回ずつかかと落としをしましょう。

❷背筋運動「コブラのポーズで手放し」（ブジャンガーサナ）

「背筋運動」は、加齢に伴う腰椎の骨密度の低下を抑制して、背骨の骨折の発生を減らします。また、姿勢が良くなるので転倒しにくくなります。

そこでヨガのコブラのポーズですが、いつものポーズだと腕が支えになるので、背筋には効かずストレッチだけになりがちです。でも、手放しならしっかり背筋を刺激できます。

❸片脚立ち「木のポーズ」（ブリクシャーサナ）

「片脚立ち」を行うと、歩行の安定性が増すため転倒予防になります。歩行は片脚立ちの連続だからです。

片脚立ちの時には、立っている脚の股関節には自分の体重の3倍の荷重がかかります。立っている脚の股関節の大腿骨頸部にそのように強い負荷がかかることで、骨密度が上がることが報告されています。

大腿骨頸部は、転倒した時に骨折が起こりやすい部位ですが、ヨガのバランスポーズでその部分を強化することが期待できます。

❹スクワット「女神のポーズ」

「スクワット」は、とてもトレーニング効果の高い運動です。膝の曲げ伸ばしに関わる太ももの正面の筋肉「大腿四頭筋」だけでなく、股関節の曲げ伸ばしに必要な「腸腰筋」とお尻の筋肉「大臀筋」、太ももの裏の筋肉「ハムストリングス」も鍛えられます。

また、股関節の内転筋力が骨密度に関係し、さらに内転筋力は転倒に密接に関係する下肢筋力であることが明らかになっているので、数種類あるスクワットの中でも内転筋群に効きやすい、ヨガの女神のポーズを紹介します。

ポイントは、膝がつま先と必ず同じ方向に向いていることです。膝が内側に入ってしまうと膝を痛めるので注意しましょう。

骨粗しょう症は、高齢者だけの問題ではなく、若い頃からの対策が大切です。それにはヨガのポーズが大いに活躍しますが、何でも良いわけではなく、ここで紹介したように必ず4つの運動「ジャンプ」「背筋運動」「片脚立ち」「スクワット」を取り入れましょう。

骨粗しょう症の対策のための運動のポイントは、骨に体重以上の負荷がかかる運動を行うこと、骨に縦方向の刺激を加えること、背筋と下半身を中心に鍛えて骨密度と筋力を高めること、そして転倒予防のためにバランス感覚を鍛えることです。

骨粗しょう症対策

❶かかと落とし

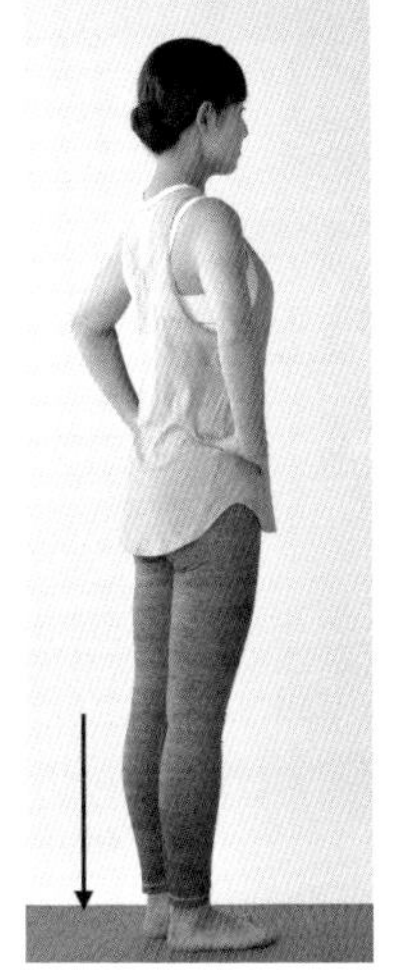

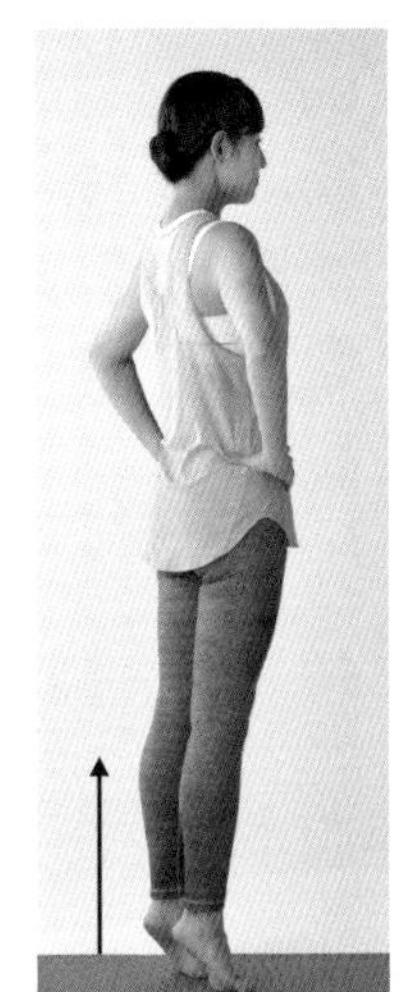

立った姿勢から背伸びするようにかかとを持ち上げて、ストンと下ろす。
トントンとリズミカルに20回×3セット行う。

❷背筋運動「コブラのポーズ」

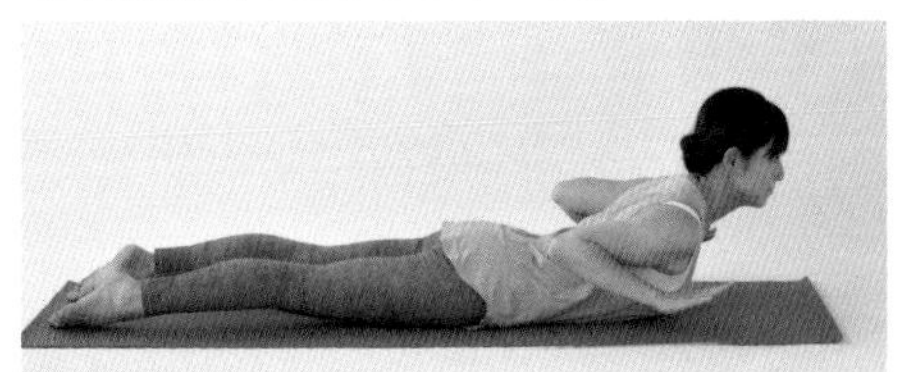

支えとなる手のひらを1センチ床から浮かせて、脇を閉めて肩を下げて、コブラのポーズをキープする。
10秒キープを3回行う。
※痛みや不安のある人は控えてください。

❸片脚立ち「木のポーズ」

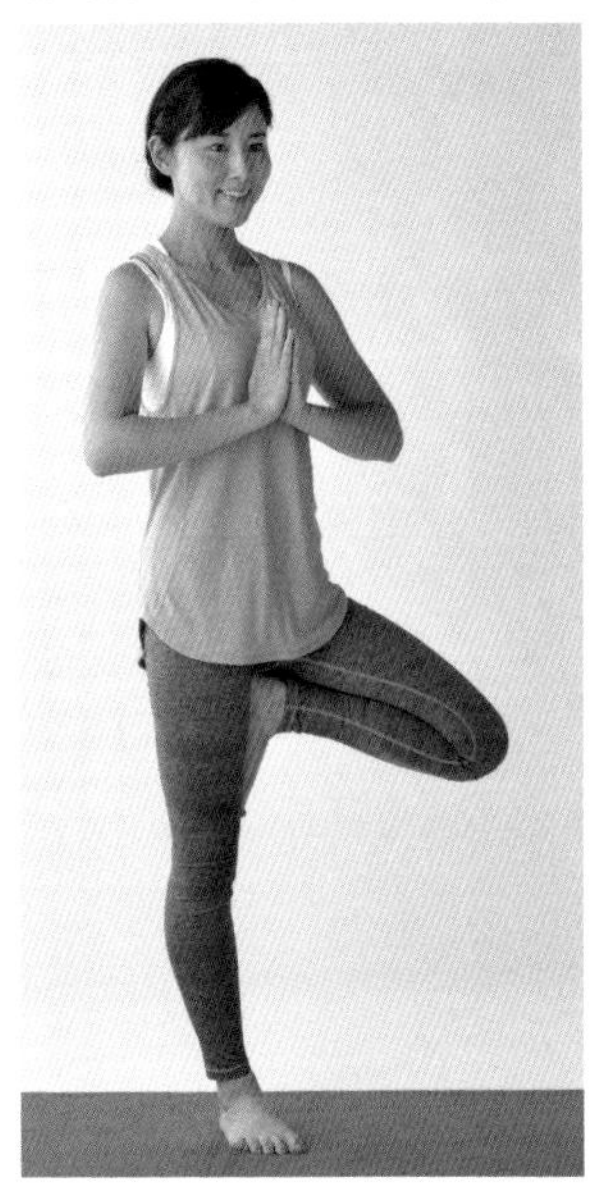

P132で登場した片脚立ちのヨガポーズ。30秒間キープ。

❹スクワット「女神のポーズ」

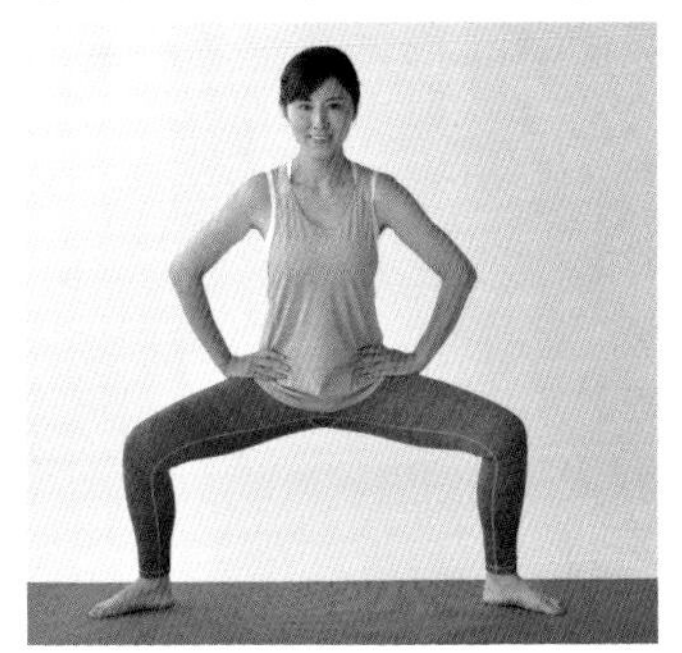

両足を肩幅くらい広めに開き、つま先は外に向けて、腰を真下に下げてしゃがんでいく。膝を90度ほど外側に曲げた状態で、10秒間キープ。両手は胸の前で合わせるか、腰に添える。息を吸いながらゆっくり元の姿勢に戻る。5回行う。

09 外反母趾

外反母趾とは

外反母趾(がいはんぼし)は、成人のおよそ30％に認められるといわれています。母趾（足の親指）のつけ根が外に飛び出し、その先が人差し指の方に「く」の字に曲がってしまった状態ですが、日本人が靴を履くようになってから足の代表的な疾患となり、主に親指のつけ根の出っ張ったところが痛みます。

外反母趾は、圧倒的に中高年の女性に多いため、ハイヒールが原因と思われがちですが、外反母趾の男性のリハビリも何度か担当してきましたし、ハイヒールを毎日履いていても外反母趾にならない女性もいます。また遺伝や加齢の影響もあります。

外反母趾を放置すると、変形が進行することはあっても自然に治ることはありません。痛みが強く、靴を履いての歩行が困難になると手術を検討していきます。

足裏の構造

足の構造や機能について、3つ知っておきましょう。これらに支障をきたすと、外反母趾になりやすいのです。

①足裏の体重負荷率

立位の場合、足の裏にかかる体重負荷率は、かかとである後足部に60%、中足部に8%、つま先を含めた前足部に28%とされています。

そして歩いている時、足の指は親指への負荷量が100だとすると、残りの4本の指で50の負荷量を担っており、歩行中は指の中では親指がメインで力を発揮していることがわかります。

②足の長軸

足の長軸は、「かかとの中央と人差し指を結んだ線」として定義されています。

中心は人差し指で、親指が中心ではありません。足の長軸がまっすぐになるように両足を安定させます。

③足のアーチ

足裏には「3つのアーチ」があります。

- 内側縦（ないそくたて）アーチ
- 外側縦（がいそくたて）アーチ
- 横アーチ

足の裏を支えるこの3つのアーチの機能は、荷重と衝撃の吸収作用です。重力による自分の体重と地面との衝撃のぶつかり合いを、アーチが吸収しています。

私たちは、この3つのアーチ構造を変化させて、地面の凸凹や傾斜に足を適合させて立位を保持すると同時に、衝撃を吸収し、運動エネルギーを伝播し、身体の移動に際してその推進力を提供しています。

特に内側縦アーチが重要で、内側縦アーチには土踏まずがあるので、このアーチの引き上がりは最も自覚しやすいと思います。

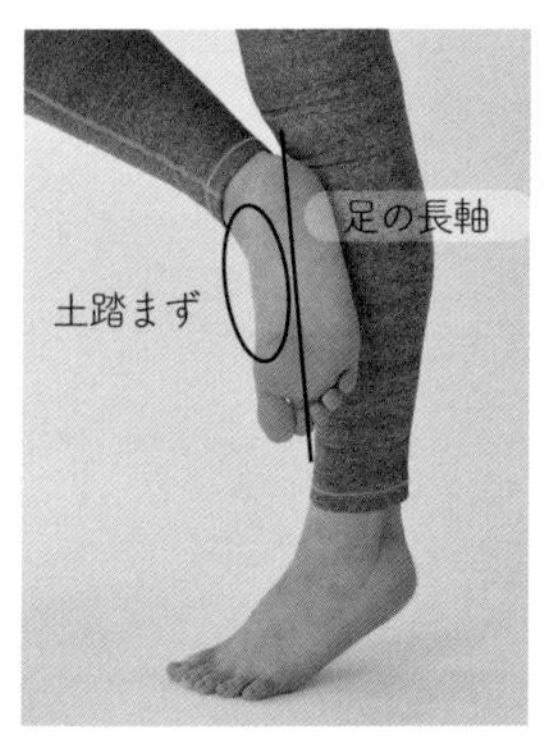

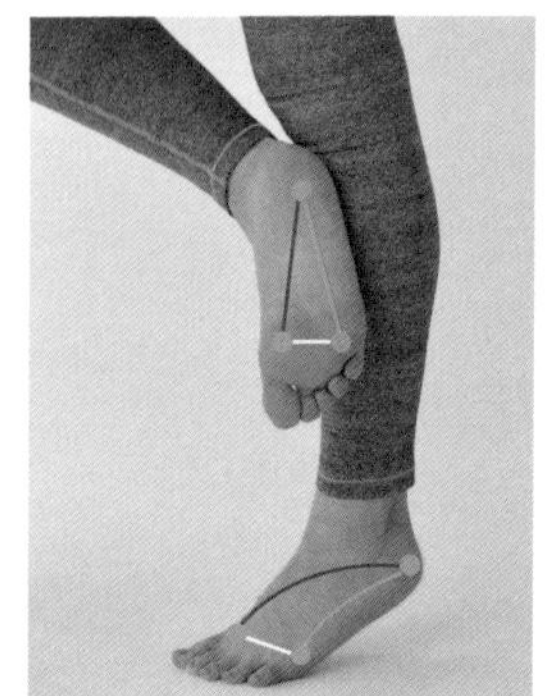

足裏の構造

外反母趾対策エクササイズ

外反母趾に対して強化するところは決まっています。それは足の指の「可動域」と「筋力」、そして「足底感覚」の3つです。その3つを強化するエクササイズを紹介します。

❶足指マッサージ

マッサージすることで、足部の皮膚や筋肉の硬さが取り除かれ、血行が促進し、骨の配列が整い関節内の滑液が循環します。

手の指と足の指とを、しっかり握手するように握り合わせます。ギュッと足の指を握ったり反らしたりねじったり、足首を回したりして、いろんな方向に動かしてみてください。

❶足指マッサージ

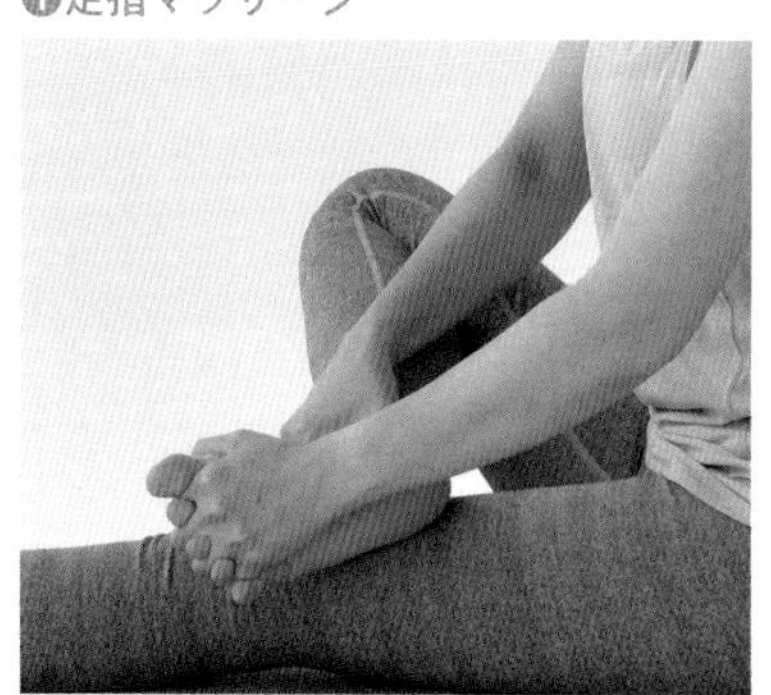

手の指と足指とを握手するように握って。

❷足指ジャンケン（4パターン）

足指の可動域を向上させるため、「グー」「チョキ」「逆チョキ」「パー」4パターンの足指ジャンケンにチャレンジしてみましょう。

やってみると、意外とキツイかもしれません。足指の力だけのジャンケンが難しい場合は、手の指で足の指を持ち、ジャンケンの型を作ってからそっと手を離すということをくり返して、足指に徐々に形を学習させていきます。

まず、グーをやってから、チョキと逆チョキもやってみましょう。

足の指を分節的に動かせるように練習していき、パーもやってみましょう。

外反母趾対策

❷足指ジャンケン

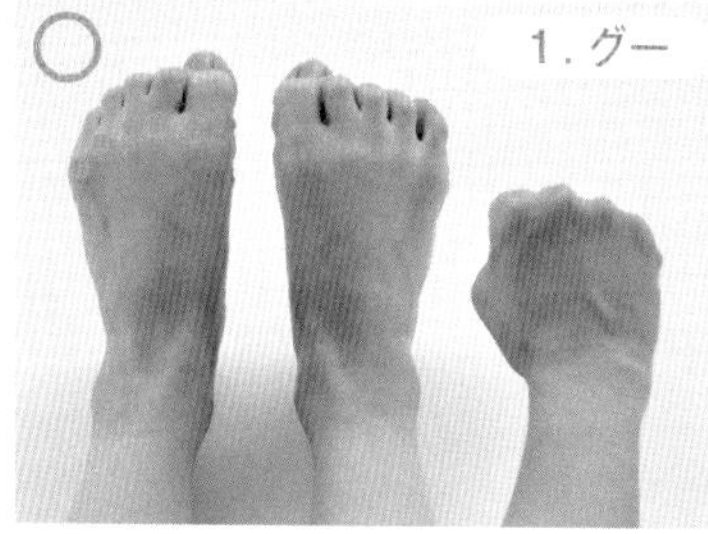

5つの中足趾節関節（写真の●の部分）が白く浮いて確認できるくらいしっかり握る。
横に並べた手のグーと同じ状態。

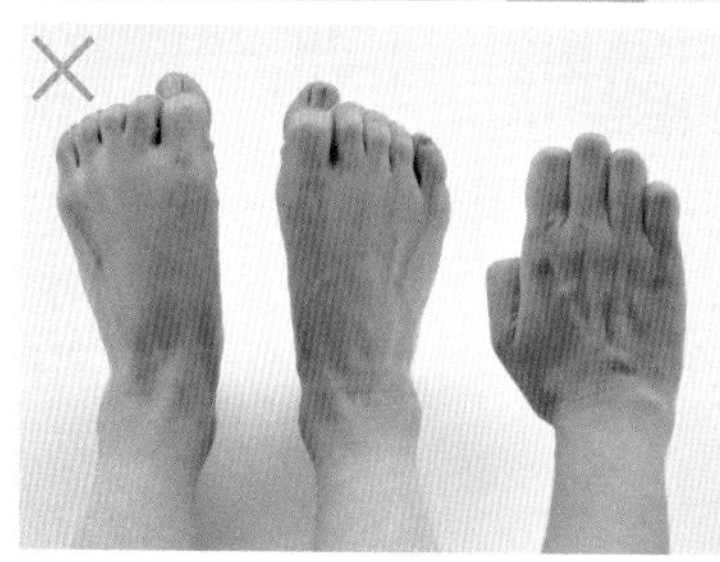

中足趾節関節が使えていない状態。浅い握りになり、横に並べた手と同じ状態だが、これはグーではない。

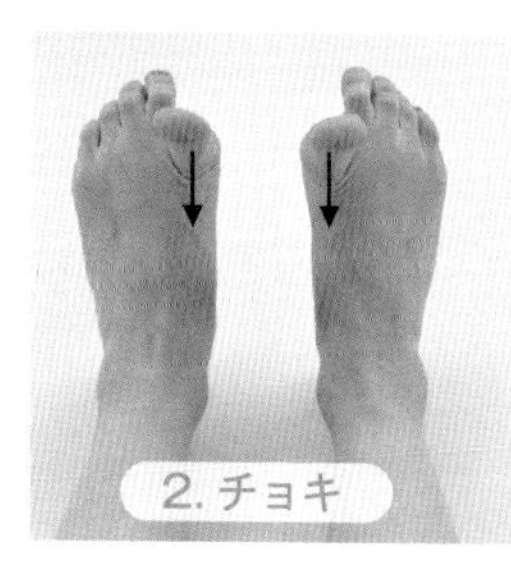

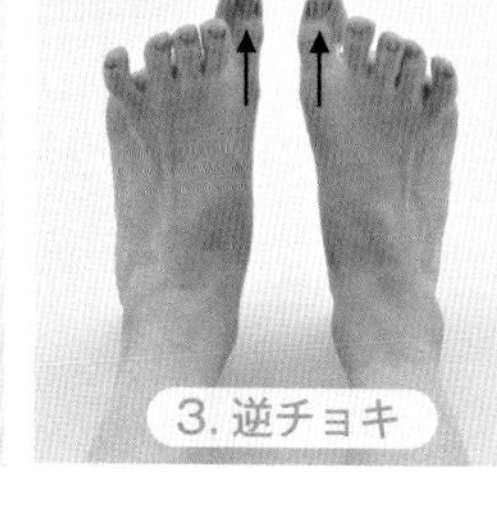

親指を手前に倒す「チョキ」と、逆に親指以外を手前に倒す「逆チョキ」。

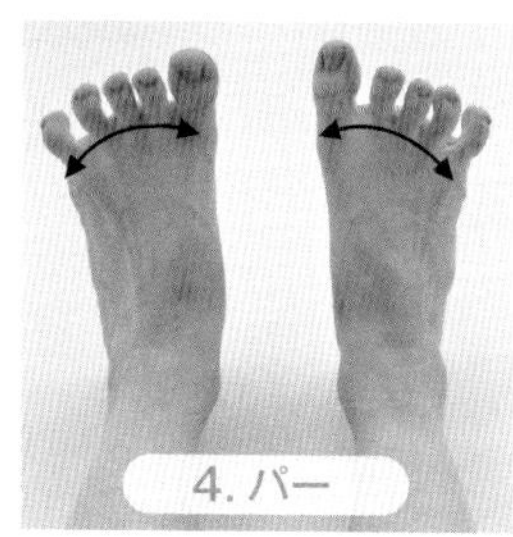

足指を反らすのではなく、横に開く。

❸タオルギャザー

足の指の筋力を向上させます。スピードを変化させることも訓練になります。

❹メカノレセプター刺激

足裏には、大地からの様々な情報や刺激を受け取る大切なセンサーがあり、このセンサーを「メカノレセプター」といいます。メカノレセプターの感覚を高めていくエクササイズです。

足裏に刺激を入れることで、センサーは活性化されます。

外反母趾の予防や進行、痛みを防ぐためには、このような足のエクササイズで足指の「可動域」と「筋力」、「足底感覚」を高めていくことが必要です。アキレス腱の硬さも起因するので、アキレス腱のストレッチも行うと良いでしょう。

そして、外反母趾を助長しやすいような幅が狭くヒールの高い靴は普段からなるべく避けるようにしましょう。スリッパも浮き指になりやすいので、長時間はお勧めしません。

外反母趾は、初期にこのようなエクササイズを行うなどして治療すれば改善が期待でき、日常生活を快適に送ることも可能ですが、放置すると変形が進行して手術が必要になってしまいます。また外反母趾と思っていたら関節リウマチなど他の病気が原因だったということもあるので、母趾の変形や痛みを感じたら、早めに整形外科を受診しましょう。

外反母趾対策

❸タオルギャザー

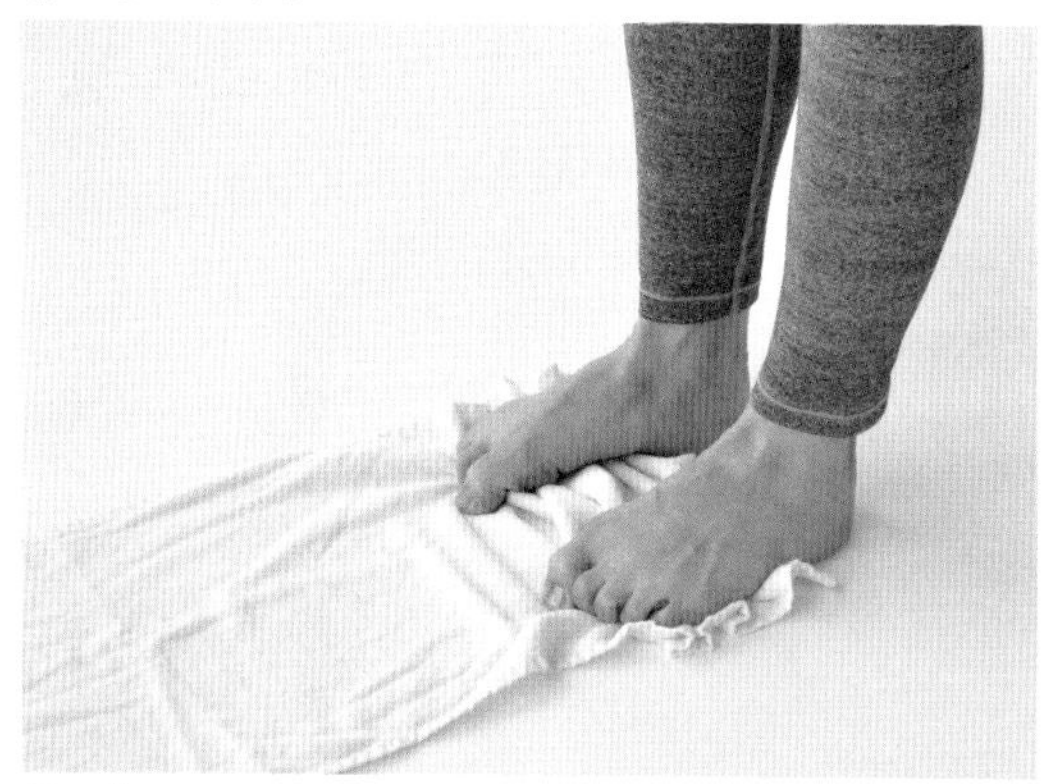

足の指でタオルをたぐり寄せ、1度目はゆっくり深く握る。2度目は素早く小刻みに。

❹メカノレセプター刺激

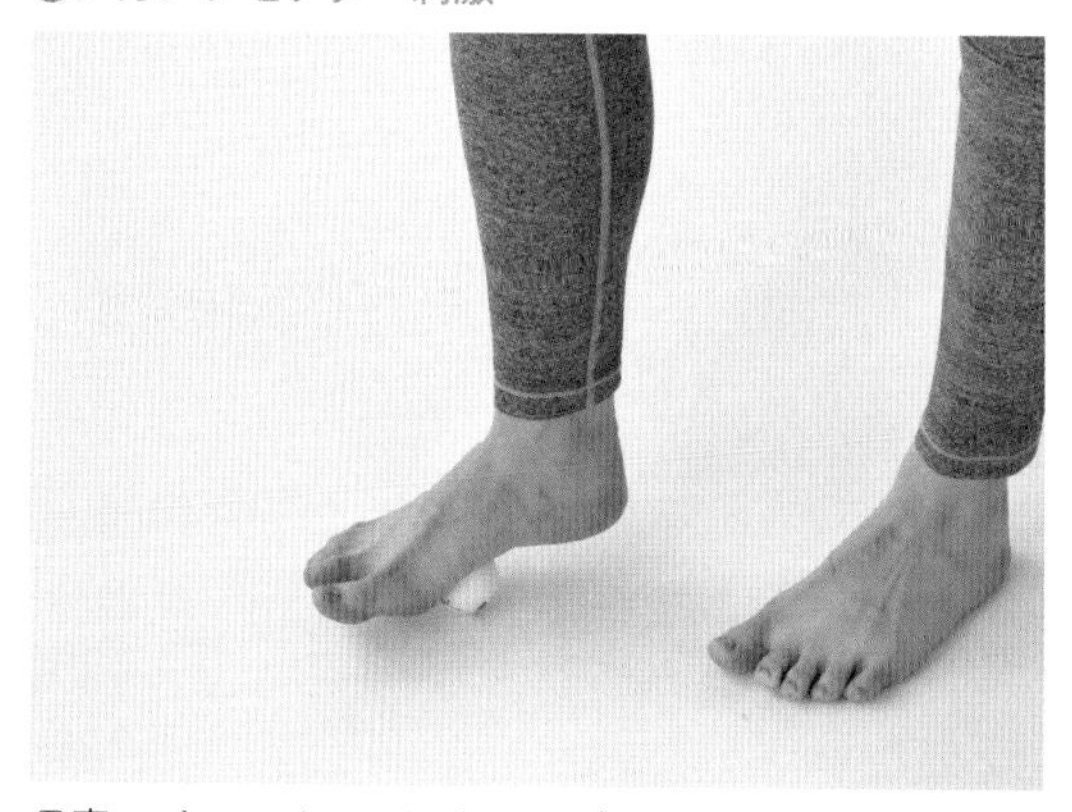

足裏でゴルフボールをゴロゴロ転がして、所々グッと足裏で踏む。

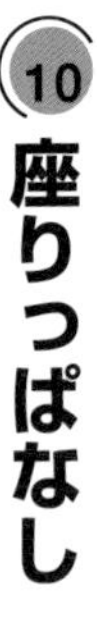

10 座りっぱなし

座位時間の長さは不健康のモト

健康でありたい、そのために運動が身体に良い、ということは、誰もが周知している事実でしょう。その「健康」と「運動」の観点から見ると、現代のオフィスには大きな問題点があると感じています。それは、ほとんどの人が座って仕事をしていることです。

世界保健機関（WHO）が調査した「日本人の病気と運動量」によると、座りっぱなしの生活をしている人が人口の65・3％にも上ることがわかりました。

「座位行動研究の第一人者」といわれるオーストラリアのネヴィル・オーウェン博士によると、日本の成人は平均して1日に7時間座っていて、これは世界一です。世界の平均は5時間なので、この結果は働き詰めの日本人の象徴ではないでしょうか。

1日に10時間以上座っている人は、1日の座位時間が4時間以下の人よりも病気になるリスクが40％高くなるというデータや、1日に6時間以上座っている人は3時間以内の人より早死にしやすいというデータもあります。スタンフォード大学の医学部も、座りっぱなしの勤務態勢の見直しを唱えています。ネット上では「sitting kills you（座っていることで死に至る）」という記事も出たほどです。

人間は本来、動くように作られた「動物」

立って、あるいは運動しながら仕事をすると、血行が促進され脳にも酸素が届くので、集中力が高まります。認知機能も向上して良いアイデアも出やすくなります。また、眠気の防止やダラダラ作業の防止にもなり、立ち会議だと拘束時間も短くなりやすいので、受ける恩恵は大きいと思います。

ただし、ずっと立ちっぱなしが決して良いわけではありません。仕事内容や、一人ひとりの体調や状況に合わせて、立ち仕事・座り仕事を自由に切り替えられる環境が大切です。

人間は本来、動くように作られた「動物」です。身体も脳も、動かさなければ酸素や血液、リンパの流れが滞りますし、血圧や血糖値もうまくコントロールできず、健康を保てないのです。

P104 CHAPTER3 常に良い姿勢をキープするのは間違い

オフィスで簡単ヨガをしよう

さて、座りすぎの問題点を知ったうえで、自席や会議の休憩時間などに、座ったままでできるヨガのエクササイズを紹介します。

意外かもしれませんが、立位姿勢よりも座位姿勢のほうが腰椎への負担が高くなるのです。デスクワークで腰に違和感や痛みを感じている人は、特にこのエクササイズを実践してみてください。

●ストレッチポーズ

まず、ヨガのストレッチポーズです。それぞれ深呼吸しながら30秒間でOKです。

座りっぱなしで固まってしまっている身体を、伸ばして解放していきましょう。

❶座位での開脚した前屈のポーズ（プラサリータ・パードッターナーサナ）

座りっぱなしで、腰椎にかかり続けていた圧を除圧する効果があります。

❷座位でのラクダのポーズ（ウシュトラーサナ）

デスクワークで屈曲位が続いていた背骨全体を気持ちよく伸ばし、縮まっていた鼠径部を伸ばすことで、滞りやすい鼠径リンパ節や下肢の循環を改善していきます。

座りすぎ対策●ストレッチポーズ

❶座位での開脚した前屈のポーズ

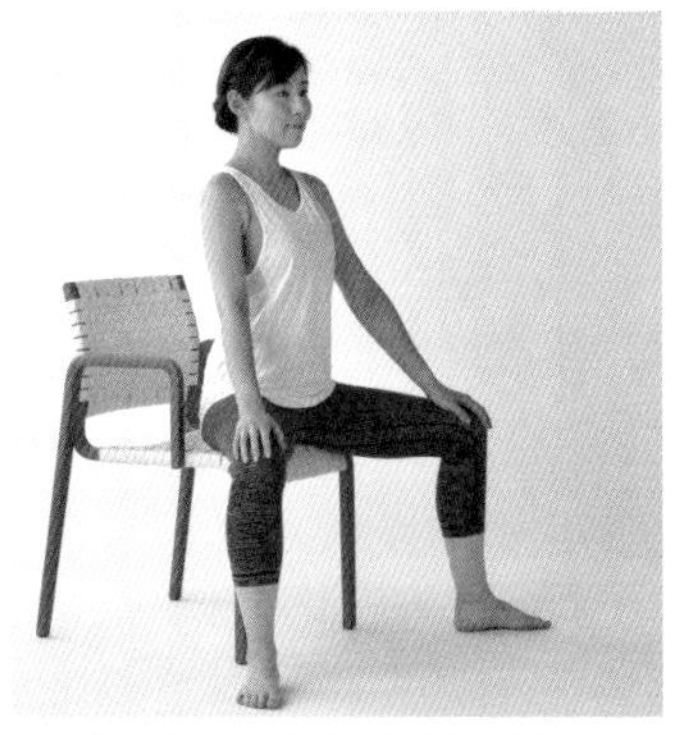

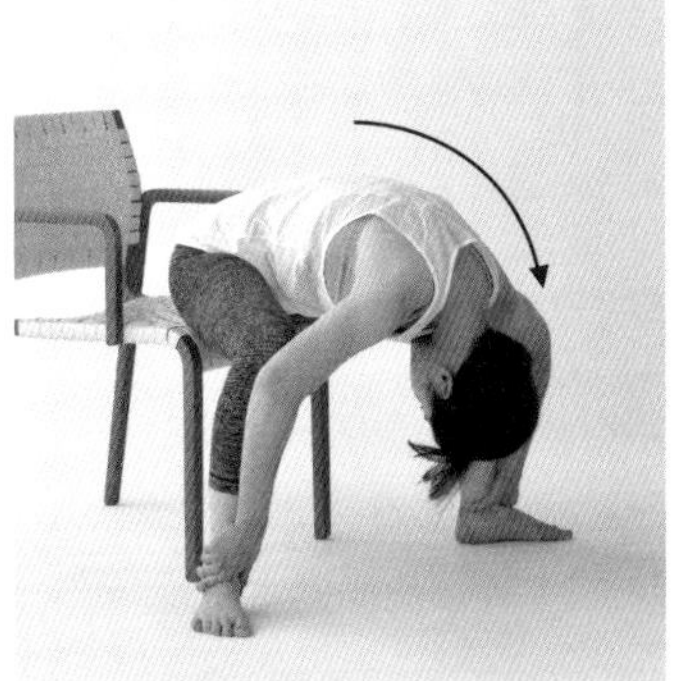

両膝を広めに開き、両手を膝の上に添えた状態から両ももの間に上体を前屈する。
両手は膝からスネ、足首まで滑らせるように降ろしていく。頭も重力に任せるように下げる。

❷座位でのラクダのポーズ

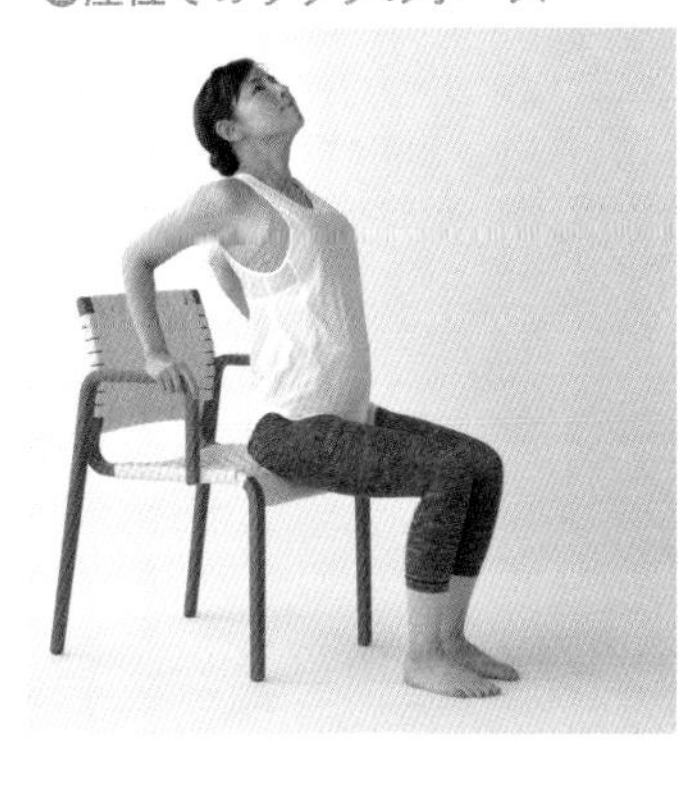

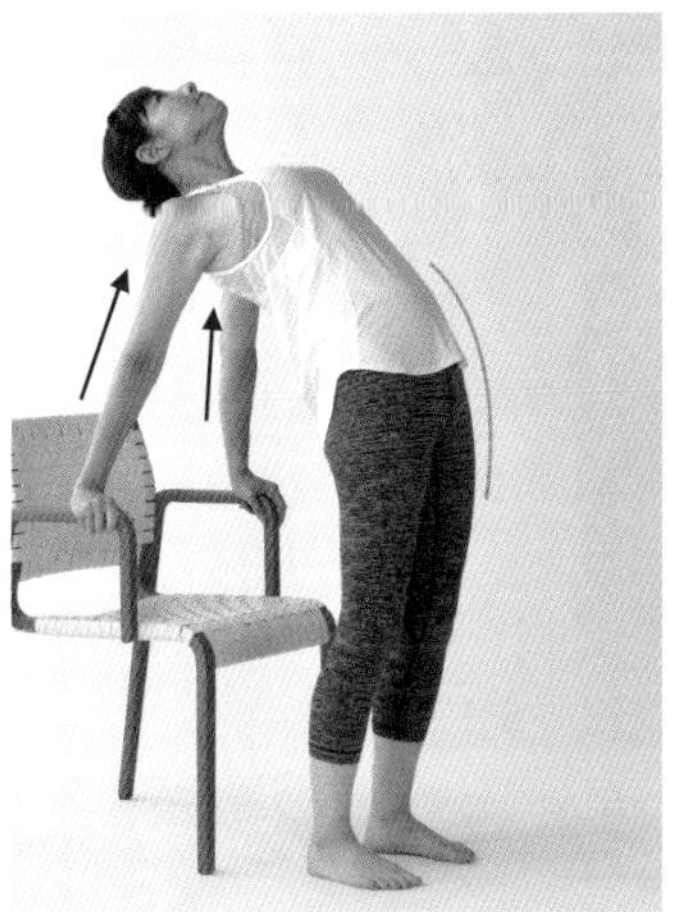

背骨全体を気持ちよく伸展させる。
さらに立ち上がれそうなら、肘掛けをつかんで、座位姿勢でずっと収縮位だった腸腰筋までしっかり伸ばしていく。

❸座位での片脚の薪（たきぎ）のポーズ（エカ・パダ・アグニスタンバーサナ）

臀部は、長時間の座りっぱなしにより体重で圧迫されることで血流が悪くなり、筋肉が硬くなってしまいます。

❹座位での半分の猿王のポーズ（アルダ・ハヌマナーサナ）

お尻の筋肉と連結している、もも裏のハムストリングスも、日常伸ばされる機会が少ないため硬くなりやすいです。

❺足首曲げ伸ばし

足首を動かすことで、全身の循環アップにつながります。

👍P116 CHAPTER3 05むくみ

でもお伝えした、「筋ポンプ」をこれでしっかり働かせていきましょう。

座りすぎ対策●ストレッチポーズ

❸座位での片脚の薪のポーズ

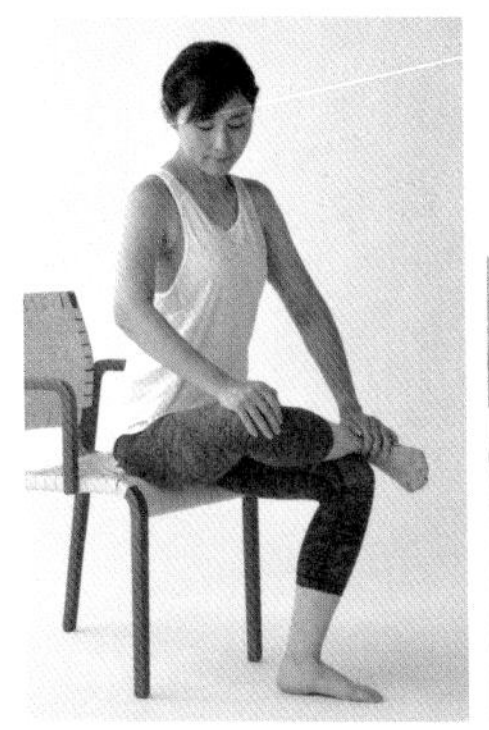

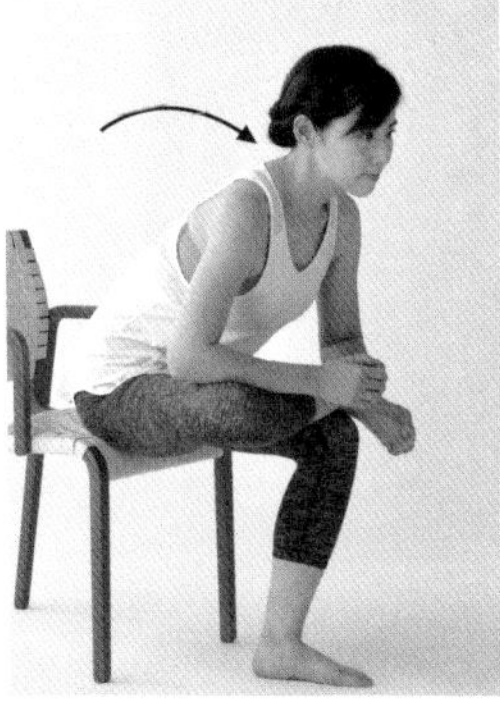

片方の足首を反対の膝の上に乗せて、片脚であぐらをかき、背中を伸ばしながらお尻を突き出すように前屈する。膝上に乗せた脚側のお尻が伸びる。

❺足首曲げ伸ばし

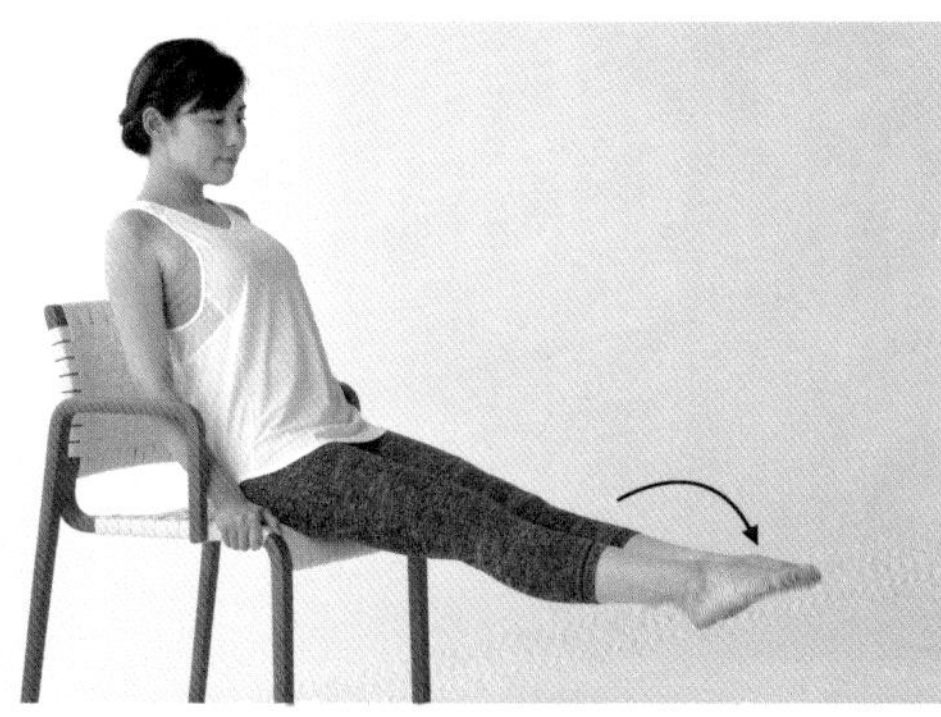

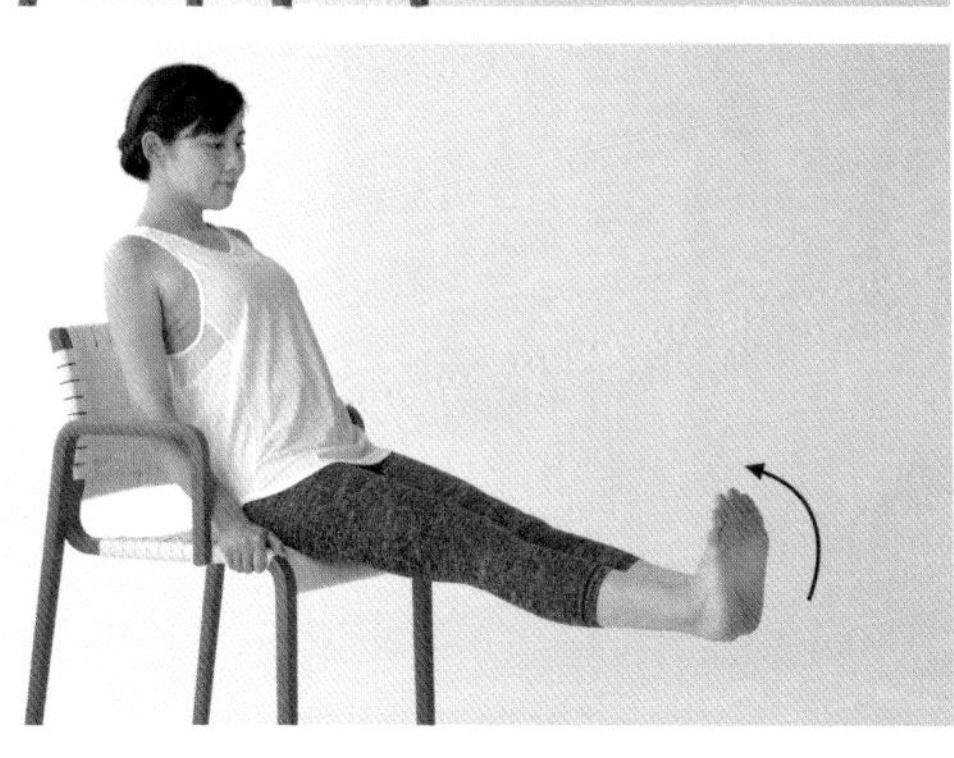

足首を曲げたり伸ばしたりして、底屈・背屈をくり返す。

❹座位での半分の猿王のポーズ

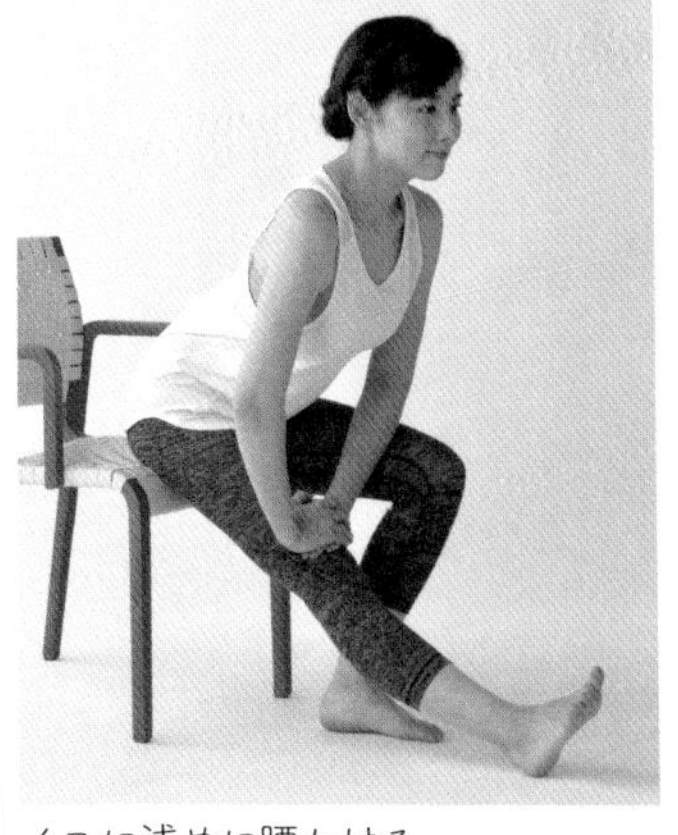

イスに浅めに腰かける。
片膝を前に伸ばしてそのつま先を天井に向け、背中を伸ばしながらお尻を突き出すように前屈する。

●筋トレポーズ

さて、ストレッチポーズの後は筋トレポーズです。

長時間の座位姿勢は下半身の筋力を奪います。

下半身の中でも特に重要な「大腿四頭筋」「腸腰筋」「大臀筋」、この3つの筋トレをしっかり行います。

10秒キープ×3回をそれぞれ行いましょう。

❻腸腰筋の筋トレ

押し合っている脚の鼠径部の筋肉「腸腰筋」の力を感じましょう。

❼イスのポーズ（ウトゥカターサナ）

ヨガのイスのポーズは、スクワットと類似しています。スクワットは下肢の筋力アップだけでなく、体幹の筋力と代謝も上げてくれる最高のエクササイズです。

❽大腿四頭筋の筋トレ

下になっている方の脚のももの正面「大腿四頭筋」の筋トレです。

座りすぎ対策●筋トレポーズ

❻腸腰筋の筋トレ

片膝を胸の方に少し引き上げて、両手は膝に当ててその膝を押し下げる。

逆に膝は胸に近づけるように力を入れながら、手のひらと膝とで押し合う。

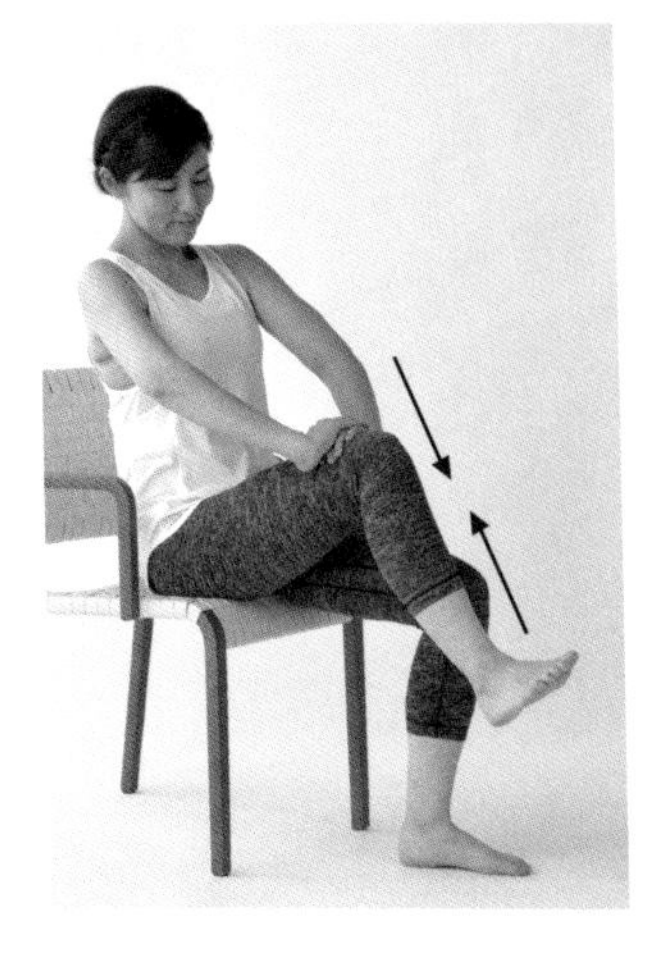

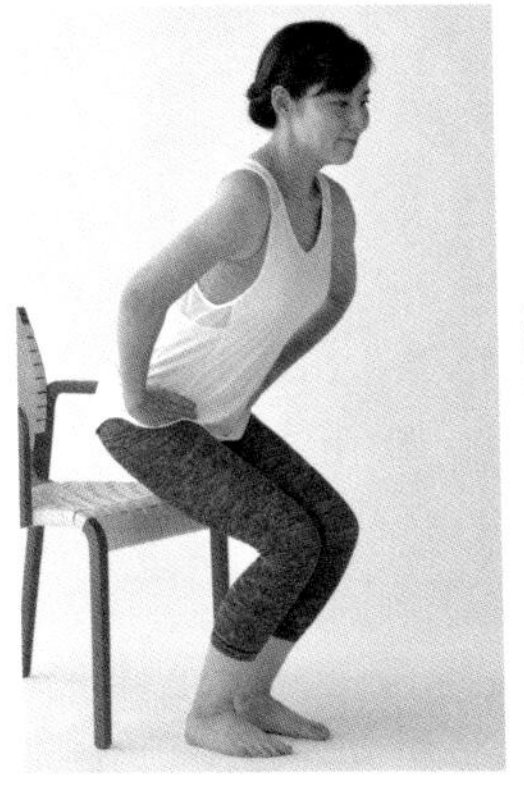

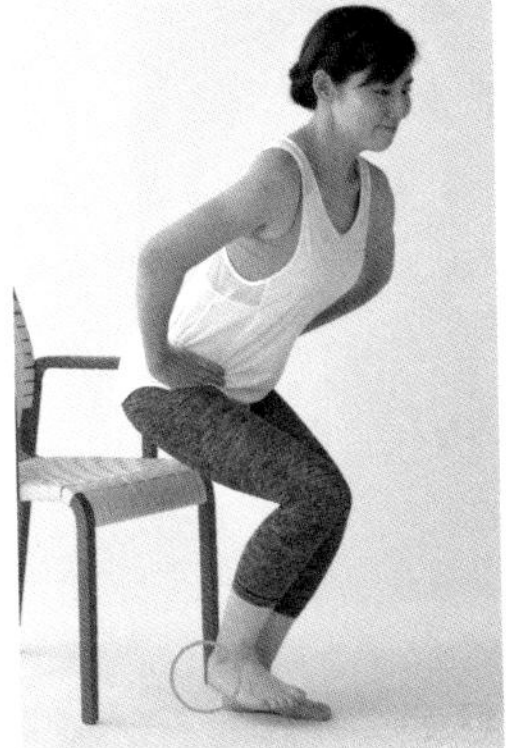

❼イスのポーズ

イスの座面からお尻を1センチだけ離すつもりでお尻を宙に浮かせる。

この時つま先よりも膝が前に出ないように、背中をストレートに伸ばしてお尻を突き出してキープ。

さらに強度を上げるなら、イスのポーズのままで片方の足裏を床から浮かせる。

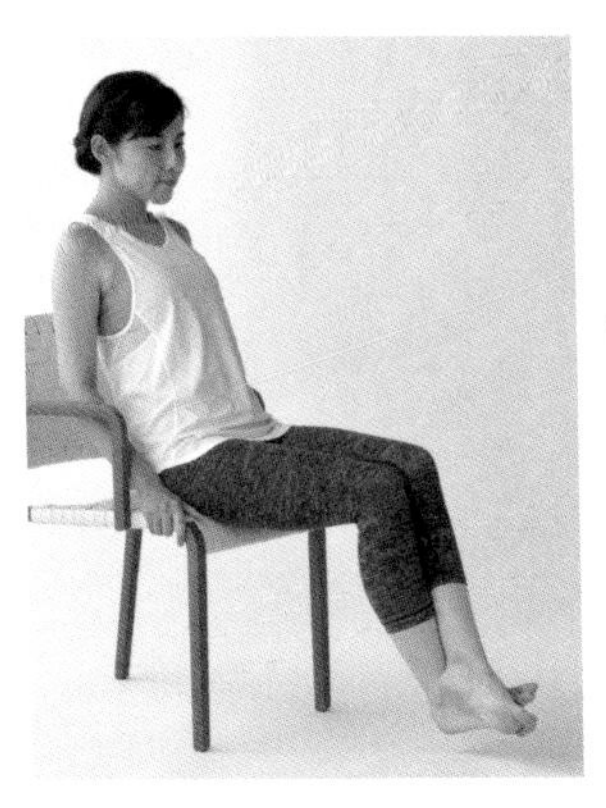

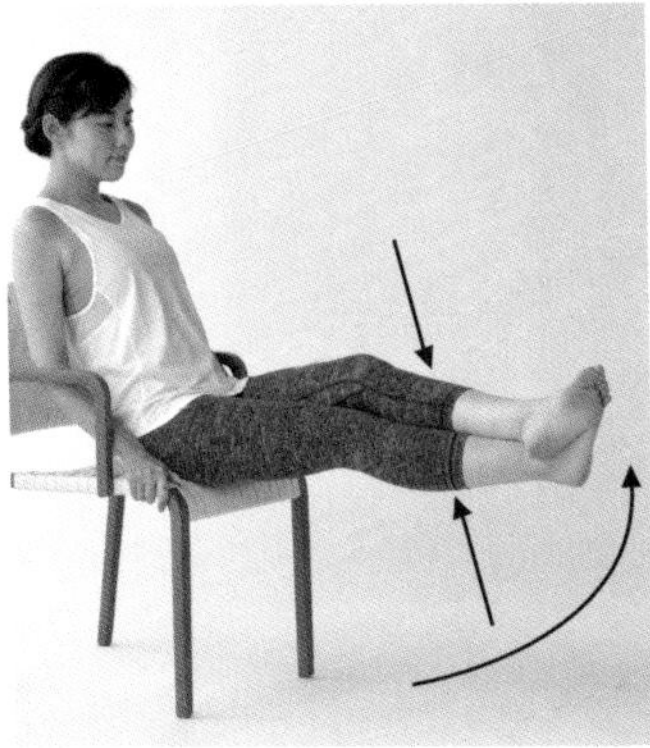

❽大腿四頭筋の筋トレ

片脚のスネに反対の脚のふくらはぎを乗せるように足首をクロスする。

上の脚は下に、下の脚は上に押し返すよう力を入れ続けながら、両膝を伸ばし、水平に持ち上げた位置でキープする。

両脚を押し合う状態。

おわりに

この本を最後まで読んでいただき、ありがとうございます。いかがでしたでしょうか。

すべては「姿勢」から始まり、そこから正しい歩き方につながります。そして、身体のために本当に必要なエクササイズをこの本を通して気付いていただけたなら幸いです。

私が理学療法士を目指したきっかけは、病気で急逝した母親（享年51歳）の影響が大きいです。その時私はまだ23歳でした。

健康でいられることの大切さ、そして命の尊さと儚さに気付かされました。母に伝えられなかった「ありがとう」と「ごめんなさい」がたくさんあります。

まもなくヨガと出合い、身体を動かす楽しさと大切さを知りました。そして予防医療としてヨガを理論的に伝えたいと思い、理学療法士を目指しました。

ところが理学療法士になって患者さんと接して初めて何も治せない自分に愕然とし、「このままじゃダメだ」と、ピラティスや大学院での研究など、健康のためにより幅広く勉強していくようになりました。

突き詰めればどこまでも突き詰められるのが、健康をテーマにする仕事の魅力でしょうか。

まだまだゴールは先だと思っています。

今は職場で患者さんや生徒さんの健康に貢献できることに感謝しながら、夫と1歳の息子と3歳の娘のママとして慌ただしい毎日を過ごしています。

1人目は緊急帝王切開、2人目は分娩所要時間28時間と超難産だったくせに、3人目を欲しがる私に夫は呆れ顔です。おっと、話が逸れました…（笑）。

皆さんにもきっとかけがえのない大切な人がいると思います。その人のために、まずは自分が健康でいてほしいと思います。そして自らが健康でいられる努力を怠らないでください。

あまりに忙しかった時「エクササイズする時間があったら5分でも長く寝たいわー」と運動せずたくさん食べ、あっという間に10キロも太ってしまったという恥ずかしい過去もあります（笑）。

なので、できる時にできることから少しずつで大丈夫。その気持ちを忘れないでください。

健康でいるためのエクササイズツールとして、この本が少しでも役に立てれば幸いです。

10年先、20年先の自分の健康のために、理想的な「姿勢」に気付いていけるといいですね。

最後に、書籍に関わっていただいた評言社の藤井由貴子さんや多くの方々、理学療法士の大久保泉美先生に感謝とお礼を申し上げます。皆さんと皆さんの大切な人が、より健康で笑顔で過ごせることをお祈りしています。

2023年10月吉日

堀川　ゆき

参考文献

中村尚人『ヨーガでゆがみを探して、調整するセルフ・メンテナンス・ワークブック』BAB ジャパン　2011
竹井仁『姿勢の教科書』ナツメ社　2015
中村隆一他『基礎運動学 第 6 版』医歯薬出版　2003
武田淳也『ピラティスのメソッドで美しく疲れも痛みもない体になれる！カラダ取説』徳間書店　2022
公益財団法人健康・体力づくり事業財団『月刊健康づくり』2022 年 9 月号 No.533．谷本道哉．健康づくり Q&A
園部俊晴『健康寿命が 10 年延びるからだのつくり方』運動と医学の出版社　2017
奈良勲『解剖学 第 5 版（標準理学療法学・作業療法学 専門基礎分野）』医学書院 2020
石井直方『石井直方の筋肉まるわかり大事典』ベースボール・マガジン社　2008
ラエル・イサコウィッツ他『最新 ピラーティスアナトミィ』ガイアブックス 2020
畠中泰彦『理学療法のための筋力トレーニングと運動学習』羊土社　2018
竹井仁『自分でできる！筋膜リリースパーフェクトガイド』自由国民社　2016
石井直方『トレーニング・メソッド』ベースボール・マガジン社　2009
高橋仁美他『動画でわかる呼吸リハビリテーション 第 5 版』中山書店　2020
新田收『頸部痛・肩こりのエクササイズとセルフケア－ネックケアマニュアル－』ナップ　2011
園部俊晴著，後藤秀隆監修『お尻の痛み・しびれ 1 分でよくなる最新最強自力克服大全』わかさ出版　2020
公益財団法人理学療法士協会『理学療法ハンドブック シリーズ③腰痛 第 2 版』2020
小林弘幸『眠れなくなるほど面白い 図解自律神経の話』日本文芸社　2020
市橋則明『運動療法学 第 2 班』文光堂　2014
奈良勲他『図解理学療法 検査・測定ガイド』文光堂　2009
山下和彦他．骨粗鬆症検診による骨密度と下肢筋力を用いた転倒リスクの基礎的評価．生体医工学 51 巻 1 号　2013
山口光國他『結果の出せる整形外科理学療法』メジカルビュー社　2009
山田知生『スタンフォード式疲れない体』サンマーク出版　2018

参考ウェブサイト

厚生労働省　「健康日本 21」「健康づくりのための身体活動基準 2013」
https://www.mhlw.go.jp/stf/houdou/2r9852000002xple-att/2r9852000002xpqt.pdf
厚生労働省 e- ヘルスネット
https://www.e-healthnet.mhlw.go.jp/information/exercise
ヨガジャーナルオンライン「そもそもヨガって？」
https://yogajournal.jp/dictionary/about
健康長寿ネット　https://www.tyojyu.or.jp
公益社団法人日本理学療法士協会
https://www.japanpt.or.jp/about_pt/therapist/
帝京平成大学　理学療法士　https://www.thu.ac.jp/career/professional/72
TRRIGER POINT「筋膜リリースとは？
https://muellerjapan.com/triggerpoint/about/fascia-release
スパインダイナミクス療法「痛み」と「骨・筋肉」の関係
https://nojiri-ch.com/sd/kranke
厚生労働省　2019 年国民生活基礎調査の概況
https://www.mhlw.go.jp/toukei/saikin/hw/k-tyosa/k-tyosa19/dl/14.pdf
日本経済新聞「誤解だらけの肩こり解消術　ストレッチは静より動で」
https://www.nikkei.com/nstyle-article/DGXMZO14755880R30C17A3000000/
COSMOPOLITAN UK「Trying to lose lower stomach fat? 14 mistakes you might be making」
https://www.cosmopolitan.com/uk/body/diet-nutrition/a13082695
全国健康保険協会 協会けんぽ『季節の健康情報』
https://www.kyoukaikenpo.or.jp/g5/cat510/h27/270401/
リハプランマガジン「Berg Balance Scale の評価方法とカットオフ値の基礎知識」
https://rehab.cloud/mag/3696/
NHK 健康チャンネル「骨粗しょう症の治療　骨密度を増やす方法と効果的な運動のやり方」 https://www.nhk.or.jp/kenko/atc_194.html
公益社団法人　日本整形外科学会「外反母趾」
https://www.joa.or.jp/public/sick/condition/hallux_valgus.html
同友会グループ「ガイドラインに基づいた外反母趾の正しい知識と治し方」
https://www.do-yukai.com/medical/123.html
WORK SIGHT「セデンタリー・ライフスタイルが健康を阻害する」坪田一男
https://www.worksight.jp/issues/516.html

※本書は「ヨガジャーナルオンライン」で著者が連載していたものを、加筆修正して再構成したものです。
※本書は健康法の紹介であり、治療効果を保証するものではありません。個人の責任において実施していただくこと、また本書の内容によって生じた一切のけがや障害について、著者及び出版社は一切の責任を負いかねますことをご了承ください。

堀川 ゆき　Yuki Horikawa

理学療法士。ヨガ・ピラティス講師。抗加齢指導士。滋賀県出身。
モデルやレポーターとして活動中にヨガと出合い、2006年に単身渡米しNEW YORK YOGA STUDIOにて全米ヨガアライアンス200を取得。その後ヨガの枠をこえた健康や予防医療に関心を持ち、理学療法士資格を取得。慶應義塾大学大学院医学部博士課程に進学し予防医療のための研究に携わる。スポーツ整形外科クリニックでの勤務を経て、現在、共立荻野病院や慈恵会医科大学附属病院ペインクリニックで慢性疼痛患者のためのリハビリに従事。ポールスターピラティスマットコース修了。「ヨガジャーナルオンライン」エクササイズを紹介する連載コラムが好評。公認心理師と保育士の資格も持つ。二児の母。

Instagram
（https://www.instagram.com/yuki.horikawa98/）

ameblo
（https://ameblo.jp/horikawayuki/）

株式会社評言社 Instagram
（https://www.instagram.com/hyogensha03/）

理学療法士がすすめる
ウェルエク

2023年11月1日　初版　第1刷　発行

著者・モデル	堀川 ゆき
撮影	平松 唯加子
本文デザイン	岩井 峰人
カバーデザイン	熊谷 有紗（オセロ）
発行者	安田 喜根
発行所	株式会社 評言社 東京都千代田区神田小川町 2-3-13 M&C ビル 3F （〒 101-0052） TEL 03-5280-2550（代表）　FAX 03-5280-2560 https://hyogensha.co.jp/
印　　刷	中央精版印刷 株式会社

ISBN978-4-8282-0741-4 C0077
定価はカバーに表示してあります。
落丁本・乱丁本の場合はお取り替えいたします。